时代新健康系列

CHANGWEIBING DE ZIWO TIAOYANG

肠胃病的自我调养

胡维勤 ◎ 编著

时代出版传媒股份有限公司
安徽科学技术出版社

图书在版编目（CIP）数据

肠胃病的自我调养 / 胡维勤编著． —— 合肥：安徽科学技术出版社，2015.1（2025.6重印）
（时代新健康系列）
ISBN 978-7-5337-6500-2

Ⅰ．①肠… Ⅱ．①胡… Ⅲ．①胃肠病－食物疗法 Ⅳ．①R247.1

中国版本图书馆CIP数据核字（2014）第267740号

肠胃病的自我调养　　　胡维勤　编著

出 版 人：王筱文　　　选题策划：丁凌云　吴　玲　　责任编辑：黄　轩
出版发行：安徽科学技术出版社　　http://www.ahstp.net
（合肥市政务文化新区翡翠路1118号出版传媒广场，邮编：230071）
电话：（0551）63533330
印　制：北京一鑫印务有限责任公司　　　电话：（010）61424266
（如发现印装质量问题，影响阅读，请与印刷厂商联系调换）

开本：720×1016　1/24　　印张：6　　字数：150千
版次：2015年1月第1版　　2025年6月第2次印刷

ISBN 978-7-5337-6500-2　　　定价：59.00元

版权所有　　侵权必究

前言 PREFACE

世界卫生组织（WHO）对新世纪"健康"的定义是：健康不仅仅是指没有疾病或者不虚弱，而是身体上、心理上、社会适应上的完好状态。其中社会适应性取决于身体和心理的素质状况，而身体健康又是心理健康的物质基础。总而言之，良好的身体状况有利于维持良好的情绪状态，保证心理健康和良好的社会适应性。

然而，随着经济的发展，人们生活水平提高的同时，生活节奏也越来越快，更多的人也出现了亚健康状态，表现为容易便秘、失眠、疲劳、颈肩腰腿痛等，这些大多是由于不良的饮食和生活习惯引起。人一旦长期处于亚健康状态，很容易导致一系列慢性疾病，如肠胃病、肝病、肾病等。另外，由于西方生活方式的引入，高蛋白质、高嘌呤食物的摄入增加，引起肥胖、高血压、高脂血症、糖尿病、痛风等病症的增多，严重影响人们的身心健康。

人们对健康的关注度逐渐升高，其实很多时候，保持良好的生活方式和饮食习惯，就能有效地调理并缓解各种病症。本套"时代新健康系列"丛书，秉承"新健康"的理念，以帮助人们调理亚健康状态、缓解各种疾病症状为目的，为读者提供各类病症的"自我调养"方式，为健康加分。

办公室一族，因长期久坐、伏案工作，工作压力大又缺乏锻炼，容易出现失眠、便秘、疲劳等亚健康症状，颈椎、腰椎也出现多种不适，严重威胁身心健康。《便秘的自我调养》《失眠的自我调养》分别为读者介绍了相应的基础知识、宜吃食物、忌吃食物、调养食谱、穴位疗法等，轻松解除便秘和失眠的痛苦；《职场疲劳的自我调养》《颈肩腰腿痛的自我调养》则从各个角度对职场各类疾病进行了深度剖析，并从食疗和穴位疗法方面全面调理各种亚健康症状，还办公室一族一个健康的身体，保证正常的生活和工作状态。

从调理常见疾病入手，《肠胃病的自我调养》《肾病的自我调养》《肝病的自我调养》《男科病的自我调养》《妇科病的自我调养》则有针对性地为患者提供可行的饮食疗法、穴位疗法、运动疗法等，让患者从多方面收获健康。

"三高"、痛风等病症通常被称为"慢性杀手"，而饮食疗法对其的预防和控制有积极作用。《高血压的自我调养》《痛风的自我调养》《糖尿病的自我调养》《高脂血症的自我调养》精心选取对症的调养食材，为患者提供实用的饮食原则和调理食谱，配合运动、穴位调养法，达到控制病情及有效预防并发症的目的。

儿童是祖国的花朵，是未来的希望，但是一些常见病也会困扰着稚嫩的他们，作为家长，拥有一本《儿童常见病的自我调养》是很有必要的，书中提供了针对儿童各种常见病的饮食和生活调养法，为孩子扫去"阴霾"，还孩子成长健康成长的天空。

疾病本身并不可怕，可怕的是对疾病的误解和不正确的调养方式。本套丛书所列出的调养方式，并不能代替常规医疗，如果患者病情严重，应积极就医，以免延误病情。愿本套"时代新健康系列"丛书所传达的新健康理念，为读者的身心健康带来帮助。

目录 CONTENTS

Part 1 了解肠胃病的基本常识

 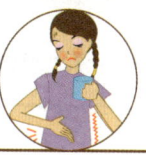 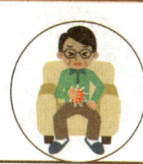

肠胃的秘密 ······002
胃的生理特征及生理功能 ······002
肠道的生理特征及生理功能 ······003
肠胃健康的标准 ······004
为什么肠胃健康身体才健康 ······004

损害肠胃健康的行为 ······005
饮食无规律 ······005
酗酒 ······005
压力过大 ······006
情志不调 ······006
乱吃止痛药 ······006

认识肠胃病 ······007
肠胃病中医分型 ······007
西医常见肠胃病 ······008

特殊人群的健胃养肠法 ······011
幼儿健胃养肠法 ······011
孕妇健胃养肠法 ······012
老年人健胃养肠法 ······013
压力过大者健胃养肠法 ······014

Part 2 吃对食物，防治肠胃病

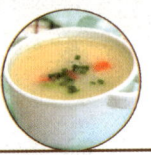
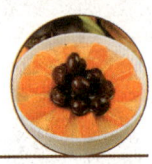

土豆 ······ 016	**南瓜** ······ 028
土豆玉米棒牛肉汤 ······ 017	冰糖红枣南瓜 ······ 029
海带拌土豆丝 ······ 017	金瓜百合甜点 ······ 029
大白菜 ······ 018	**花菜** ······ 030
板栗煨白菜 ······ 019	香菇烧花菜 ······ 031
枸杞大白菜 ······ 019	大碗花菜 ······ 031
胡萝卜 ······ 020	**油菜** ······ 032
精品时蔬 ······ 021	银杏烩三珍 ······ 033
三色泡菜 ······ 021	八珍扒油菜 ······ 033
冬瓜 ······ 022	**马齿苋** ······ 034
冬瓜红豆汤 ······ 023	五味粥 ······ 035
薏米冬瓜老鸭汤 ······ 023	蒜蓉马齿苋 ······ 035
山药 ······ 024	**鸡肉** ······ 036
山药核桃羊肉汤 ······ 025	白扁豆莲子鸡汤 ······ 037
马蹄山药汁 ······ 025	鸡肉黄芪粳米粥 ······ 037
西红柿 ······ 026	**鸭肉** ······ 038
西红柿小米粥 ······ 027	清炖鸭汤 ······ 039
西红柿炒冬瓜 ······ 027	冬瓜鸭肉煲 ······ 039

目录	
猪肠	040
火炭母猪大肠汤	041
薏米猪肠汤	041
乌鸡	042
参麦五味乌鸡汤	043
丹参三七炖鸡	043
猪肚	044
生姜肉桂炖猪肚	045
白果玉竹猪肚煲	045
鹌鹑	046
艾叶煮鹌鹑	047
银杏炒鹌鹑	047
泥鳅	048
泥鳅红枣汤	049
沙参泥鳅汤	049
甲鱼	050
阿胶淮杞炖甲鱼	051
虫草红枣炖甲鱼	051
鲫鱼	052
茯苓冬瓜鲫鱼汤	053
山楂山药鲫鱼汤	053
田螺	054
金针菇螺肉汤	055
猴头菇螺肉汤	055
桑葚	056
桑葚杨梅汁	057
桑葚黑豆汁	057
香蕉	058
香蕉牛奶汁	059
西瓜香蕉汁	059
猕猴桃	060
三果综合汁	061
桑葚猕猴桃奶	061
甘蔗	062
西红柿甘蔗包菜汁	063
甘蔗姜汁	063
苹果	064
苹果大米羹	065
石榴苹果汁	065
山楂	066
山楂麦芽猪腱汤	067
银耳山楂粥	067

葡萄	068
葡萄豆浆	069
葡萄哈密瓜汁	069
荔枝	070
荔枝桂圆汁	071
荔枝酸奶	071
金针菇	072
金针菇牛肉卷	073
甜椒拌金针菇	073
黑木耳	074
平菇木耳鸡丝汤	075
黑白木耳炒芹菜	075
香菇	076
香菇煲猪肚汤	077
香菇豆腐汤	077
口蘑	078
如意蕨菜口蘑	079
胡萝卜炒口蘑	079
海带	080
苦瓜海带瘦肉汤	081
豆腐海带鱼尾汤	081
黑米	082
黑米饭	083
核桃莲子黑米粥	083
核桃	084
核桃乌鸡粥	085
酸奶核桃仁	085
红豆	086
百合红豆甜汤	087
莲藕红豆牛腩汤	087
燕麦	088
牛奶燕麦片	089
燕麦牛奶草莓羹	089
薏米	090
二米茯苓粥	091
荞麦薏米豆浆	091
玉米	092
小米玉米粥	093
西瓜玉米粥	093
黑豆	094
百合银耳黑豆浆	095
养生黑豆奶	095
莲藕黑豆猪蹄汤	096
黑豆牛蒡炖鸡汤	096

Part 3 喝对茶饮，防治肠胃病

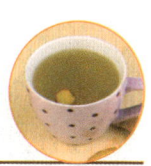

橘皮茶	098
栀子菊花茶	099
三味药茶	099
甜姜紫苏茶	100
玉竹西洋参茶	101
玫瑰香附茶	101
陈皮甘草茶	102
苏子牛蒡茶	103
半夏厚朴茶	103
生姜红枣茶	104
大黄通便茶	105
火麻仁绿茶	105
金盏菊健胃茶	106
枸杞菊花饮	107
菊花蜜茶	107
橘皮枣茶	108
板蓝根排毒茶	109
银花蜂蜜饮	109
健胃红茶	110
半枝莲蛇舌草茶	111
蒲公英鱼腥草饮	111
黄檗黄连生地饮	112
紫花地丁野菊花饮	113
双花饮	113
鱼腥草红枣茶	114
麦芽乌梅饮	115
败酱草茶	115
丹参赤芍饮	116
白头翁芩连饮	117
苦参银花饮	117
香兰凉茶	118

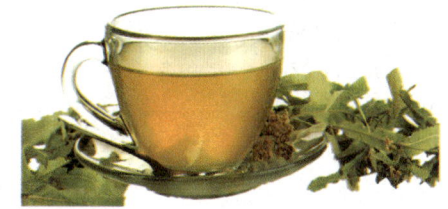

Part 4 特效穴位调理肠胃

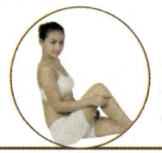
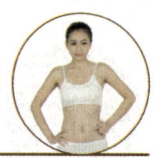

中脘穴按摩法	120
下脘穴按摩法	121
梁门穴按摩法	122
不容穴按摩法	123
气海穴按摩法	124
足三里穴按摩法	125
中魁穴艾灸法	126
梁丘穴艾灸法	127
天枢穴拔罐法	128
大横穴拔罐法	128
中脘穴拔罐法	129
脾俞穴拔罐法	129
胃俞穴拔罐法	130
大肠俞穴拔罐法	131
内关穴刮痧法	132
腹哀穴刮痧法	133
腹通谷穴刮痧法	134

part 1 了解肠胃病的基本常识

肠胃是人体的"加油站",它主要负责营养的吸收,为人体过滤掉有害的物质。随着人们饮食结构和生活习惯的改变,肠胃病的发生率也在逐年提高。而养好肠胃乃健康之本,因此树立良好的肠胃保护意识,养成科学的饮食习惯才是健康的根本。

本章将为大家简单介绍胃肠道的基本知识、常见肠胃病的表现以及特殊人群肠胃病的调理方法,希望大家从保护肠胃开始,守护自己的健康。

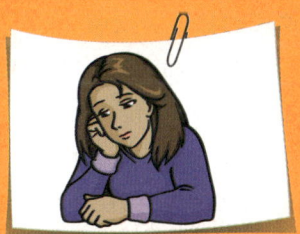
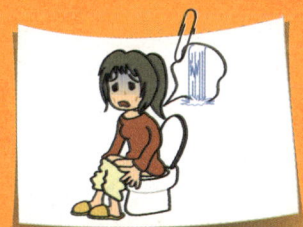
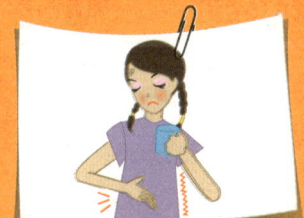

肠胃的秘密

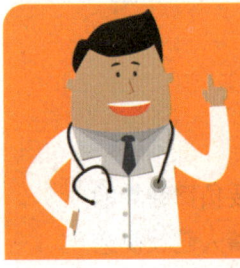

很多人会受到肠胃病的困扰，但是关于肠胃的秘密，你又知道多少呢？本节就通过解析胃肠道的生理特征及功能，为你呈现健康肠胃的状态。

胃的生理特征及生理功能

●胃的生理特征

（1）**胃的运动**：胃的运动主要有容受性舒张、紧张性收缩以及蠕动三种。当咀嚼和吞咽时，食物对食管、咽喉等处的刺激可引起胃部肌肉的舒张，使胃腔容量增加且胃内压变化不大；紧张性收缩及蠕动有助于胃液渗入到食物内部，并推动食糜向前移动，使胃保持一定形态。

（2）**胃液的分泌**：正常成人每天分泌胃液量为1500～2500克。胃液的主要成分为胃酸、胃酶、电解质、黏液和水，主要由胃腺泡进行分泌。基础分泌时胃液基础分泌量很少，酸度低；餐后胃液分泌明显增加，而食物是胃液分泌的自然刺激物。

●胃的生理功能

（1）**储纳食物**：当人体咀嚼和吞咽食物时，通过咽喉、食管等感受器的刺激，可以反射性地通过迷走神经的作用，引起胃体、胃底的舒张，使胃容纳和暂时储存吃进去的食物。

（2）**消化食物**：食物进入胃后，其机械性和化学性刺激均能使胃壁迷走神经末梢释放出乙酰胆碱，而后者会刺激胃壁细胞的相应受体使胃酸分泌；进入的食糜扩张胃窦，其所含蛋白质消化产物，加上迷走神经的刺激，能使胃窦的胃泌素细胞释出胃泌素，通过血液循环刺激胃壁细胞的相应受体而分泌胃酸。

（3）**防御功能**：胃的黏膜屏障、胃酸、两种分泌型免疫球蛋白IgG和IgA以及淋巴组织等，可防止病原微生物及异物的侵入。

（4）**杀灭病菌**：胃液中的胃酸能杀灭跟随食物进入胃中的病菌，从而减少胃肠道疾病。

肠道的生理特征及生理功能

●肠道的生理特征

肠指的是从胃幽门至肛门的消化管。肠是消化管中最长的一段，也是消化功能最重要的一段。哺乳动物的肠包括小肠、大肠和直肠三大段。大量的消化作用和大部分消化产物的吸收都是在小肠内进行的，而大肠主要浓缩食物残渣，形成粪便，再通过直肠经肛门排出体外。

●肠道的生理功能

（1）**免疫功能**：人体最大的免疫系统是肠道。所谓"病从口入"，可见大部分病菌都是从嘴里吃进去的，并且细菌进入人体各处的主要途径就是肠。

肠道的健康取决于肠道的活动性，肠的活动性强，这些病菌就会受到肠内有益菌群的抵挡，不能在短时间内侵入人体其他的循环系统，也很快会随着大小便排出体外，自然不能使人生病。其他的免疫、解毒系统，如肝、血清、淋巴系统等，都需要肠道提供的营养来维持正常的运作。从某种程度上讲，肠道是人体内最大的免疫器官，而肠道运动支持了整个生命活动，这个说法一点也不为过。

（2）**消化功能**：小肠内的消化是整个消化过程中最重要的阶段，食糜在这里

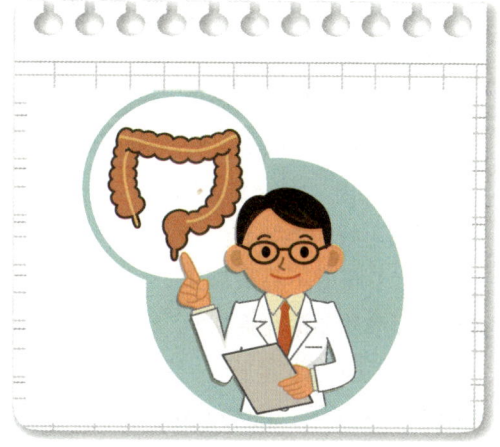

受到胰液、胆汁和小肠液的化学性消化，以及小肠的机械性消化作用。食物经过小肠之后，消化过程基本完成，同时很多营养物质也都是在小肠被吸收，而未被消化的食物残渣就进入了大肠。

大肠内没有重要的消化活动，主要负责吸收残渣中的水、电解质，并完成对食物残渣的加工，形成且暂时贮存粪便。

肠胃健康的标准

肠道好的五大标准分别是：

（1）排便正常，不便秘，不腹泻，大便成形，颜色正常。

（2）食欲好，不厌食。

（3）消化吸收好，吃完肚子不胀，而干吃不长肉、喝水都长肉等，都属于消化、吸收不好的类型等。

（4）肠道不易被感染，没有出现肠道过敏及食物不耐受症状。

（5）肠道菌群平衡，肠道健康，有益菌如双歧杆菌、乳酸杆菌，它们能够促进营养吸收，制造维生素，维持人体免疫系统的正常运转，有益健康。

为什么肠胃健康身体才健康

肠胃是人体最大的微生态系统，它的正常和失调对人体健康都有着重要的影响。它主宰消化、吸收和排泄，当肠胃功能出现问题，就会继发内分泌失调、新陈代谢紊乱等病症。

可以说，一个人的健康离不开肠胃，只有肠胃好了，人的身体才会好。

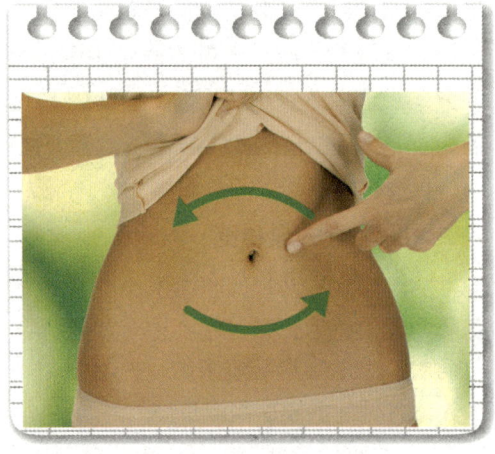

损害肠胃健康的行为

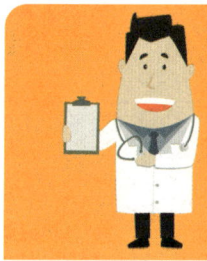

养好肠胃,乃健康之本。但是在日常生活中,却总是不小心就重伤了自己的肠胃。本节内容就来为你讲解日常生活中,大家易犯的那些伤肠胃的行为。

饮食无规律

吃饭没规律,如不定时就餐、爱吃宵夜、节食等,都容易给胃肠造成负担。这些高负荷的运作扰乱了胃的正常消化和吸收功能,使胃酸分泌过多,因此就容易导致肠胃病。

混乱的饮食习惯让胃很快闹起了情绪——迟一点吃饭就胃疼,恶心。

酗酒

酒精要在肝脏内代谢,所以长期大量饮酒会加重肝脏负担,影响肝脏功能,对肝有毒害作用。

饮酒也会直接损害食管和胃,酒越浓、饮酒量越大、饮酒时间越长,对食管、胃黏膜刺激就越大,会引起黏膜糜烂或溃疡。若本身患有胃炎、胃溃疡,饮酒易致胃壁蠕动加快而引起胃出血,患者可呕出咖啡样液体、排黑色大便等。

酒精对胰腺影响也很大。大量饮酒易导致胰腺分泌增加,胰胆管括约肌痉挛,胰液排出不畅,常常引起急性胰腺炎。

研究表明,低浓度酒对胃黏膜无害,可提高胃黏膜血流量,并提高胃黏膜分泌前列腺素的水平,而前列腺素对胃黏膜有保护作用。因此,酒不是不能喝,但是要适量,也不可空腹饮酒。经常患胃炎、胃溃疡的人应禁酒,以免加重病情。

压力过大

人的大脑会接受来自身体各方面的信息，包括疼痛、温度等基础感觉及听觉、视觉等，并能将这些信息进行综合分析，然后指挥相应的器官行使不同的功能。

当人因压力过大而处于紧张、焦虑、恐惧、愤怒及忧郁等状态时，大脑皮质兴奋集中于情绪，对周围神经的感觉就不敏感，而周围神经的控制和调节能力下降，就会使胃肠道的分泌、运动功能紊乱，从而引起各种胃肠疾病。

情志不调

情绪低落会导致胃病，因为精神因素与胃肠道有着十分密切的关系。如果长期精神紧张、情绪低落，很容易造成自主神经系统功能紊乱，从而导致胃肠道黏膜缺血、运动和分泌失常，引发各种胃肠道疾病。

因此，慢性胃肠道疾病患者，必须保持心情舒畅。

乱吃止痛药

因为疼痛难忍，很多人会直接买止痛药服用，这样容易伤害胃肠壁。止痛药一般都是解热镇痛剂，含乙酰水杨酸、咖啡因等，对胃黏膜有直接刺激作用，并能促进胃酸分泌，造成胃酸再次对黏膜及溃疡产生强烈的刺激，使得胃肠炎症加重，甚至溃疡出血。

此外，阿司匹林等消炎药物也伤胃，均可导致胃溃疡出血，不宜乱用。

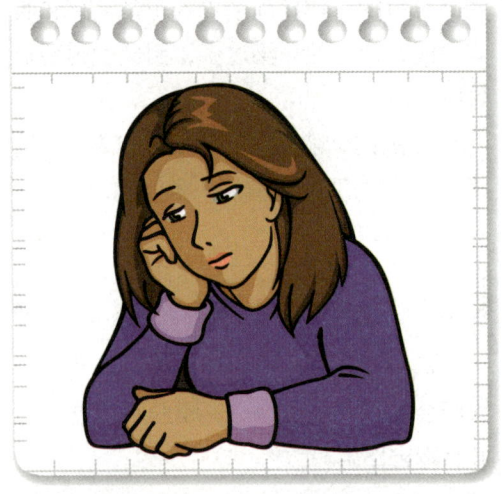

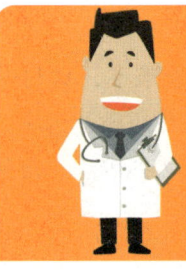

认识肠胃病

很多人对肠胃病的概念总是很模糊，本节就从中西医的角度将肠胃病分型，并介绍一些常见肠胃病的表现，让你对肠胃病有一个更正确的认识。

肠胃病中医分型

●胃气虚证
症状表现：胃脘隐痛或痞胀，按之觉舒，食欲不振，或得食痛缓，食后嗳气，口淡不渴，面色萎黄，舌质淡，苔薄白，脉弱。

●胃阳虚证
症状表现：胃脘冷痛，时发时止，喜温喜按，食后缓解，泛吐清水或夹有不消化食物，口淡不渴，倦怠乏力，畏寒肢冷，舌淡胖嫩，脉沉迟无力。

●胃阴虚证
症状表现：饥不欲食，或痞胀不舒，隐隐灼痛，干呕，呃逆，大便干结，小便短少，舌红少苔乏津，脉细数。

●胃热炽盛证
症状表现：胃脘灼痛、拒按，渴喜冷饮，或消谷善饥，或口臭，小便短黄，大便秘结，舌红苔黄，脉滑数。

●寒滞胃肠证
症状表现：胃脘、腹部冷痛，痛势暴急，遇寒加剧，恶心呕吐，吐后痛缓，口淡不渴，或口泛清水，腹泻清稀，或腹胀便秘，舌苔白润，脉弦紧或沉紧。

●食滞胃肠证
症状表现：脘腹胀痛、拒按，厌食，嗳腐吞酸，吐后胀痛得减，或腹痛，肠鸣，矢气臭如败卵，泻下不爽，大便酸腐臭秽，舌苔厚腻，脉滑或沉实。

●胃肠气滞证

症状表现：腹部胀满疼痛，痛而欲吐或欲泻，泻而不爽，嗳气，肠鸣，得气后痛胀可缓解，或无肠鸣、矢气则胀痛加剧，或大便秘结，苔厚，脉弦。

●肠热腑实证

症状表现：高热，汗多，口渴，脐腹胀满硬痛、拒按，大便秘结，或热结旁流，大便恶臭，小便短黄，舌质红，苔黄厚而燥，或焦黑起刺，脉沉数有力。

●肠燥津亏证

症状表现：大便干燥难下，数日一行，腹胀作痛，或可于左少腹触及包块。口干，或口臭，或头晕，舌红少津，苔黄燥，脉细涩。

●肠道湿热证

症状表现：身热口渴，腹痛腹胀，下痢脓血，里急后重，或暴泻如水，或腹泻不爽，粪质黄稠秽臭，肛门灼热，小便短黄，舌质红，苔黄腻，脉滑数。

西医常见肠胃病

●胃及十二指肠溃疡

胃及十二指肠溃疡多由胃酸分泌过多、细菌感染、胃黏膜屏障受损或长期服用抗感染药物引起。

该病主要症状有中上腹部疼痛、嗳气、吞酸、恶心反胃、胃灼热和黑便。胃溃疡疼痛多发生在餐后1小时内，而十二指肠溃疡多发生在饥饿时、两餐之间、午夜时，进食后可缓解。

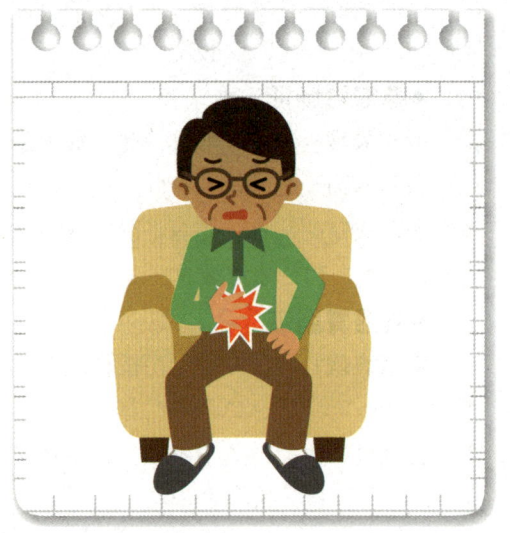

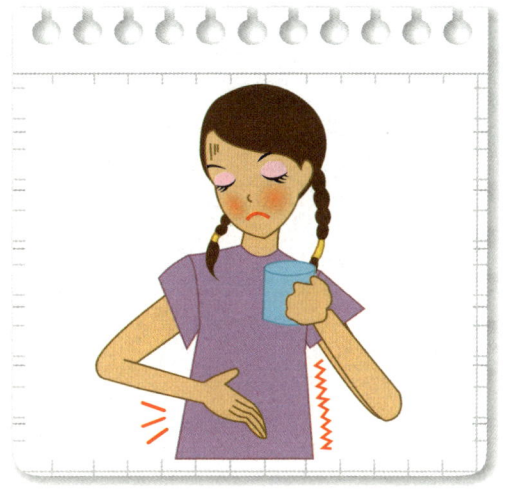

●胃痉挛

胃痉挛就是胃部肌肉抽搐,大多是由于胃部炎症和胃酸刺激引起。胃痉挛本身就是一种症状,常伴随上腹痛、呕吐、胸部激痛、胃痛等。

●急性胃炎

急性胃炎多由细菌、病毒感染、用药不当、食用过热、过冷食物等所致。急性胃炎的主要症状多表现为上腹饱胀、隐痛、嗳气吞酸、恶心呕吐、食欲减退等,偶有呕血和黑便。

●慢性胃炎

慢性胃炎多由感染幽门螺杆菌、胃酸分泌不足或过食生冷、燥热、粗糙等刺激食物引起。慢性胃炎最常见的症状是上腹疼痛和饱胀,少数人会有出血、贫血症状。

●胃下垂

胃下垂主要是膈肌和其他悬吊胃的有关韧带力量不足、腹内压下降和腹肌松弛等所致。经常卧床、运动量少容易引起胃下垂。胃下垂的主要症状是恶心、嗳气、胃痛伴重垂感。

●胃出血

患者进食烈酒而导致血管破裂,从而引起患部出血,或者在精神上受到较大的刺激,致使原本将破未破的血管充血而导致胃出血。胃出血的最常见症状是呕血和便血。

●肠炎

肠炎是由细菌、病毒、真菌和寄生虫等引起的一种肠道炎症。

腹泻为最主要的症状,常常反复发作或持续不愈,重者每日可达20~30次,个别患者还会出现便秘、腹泻交替进行的现象。腹泻前多有腹痛症状,腹泻后疼痛减轻。疼痛多以胀痛为主,部位多局限在左下腹或左腰腹部,持续隐痛者也不少见,轻者多无腹痛。

便血也是本病的主要症状之一,轻者血液附于表面,重者鲜血下流,以至休克。

●肠息肉

肠息肉是一组以纤维血管为核心,覆盖黏膜和黏膜下层的息肉样突出物,属于异常生长的组织。

肠息肉以直肠息肉和结肠息肉为多见,直肠息肉为大便带血不滴血,结肠息肉为间断性便血或有黏血便。当息肉较大或数量较多的时候,由于重力的关系牵拉着肠黏膜,会出现脱垂的现象。

●肠癌

肠癌是指发生于肠道的癌症类疾病,是胃肠道中常见的恶性肿瘤。

初期症状是以无痛便血为主,血液呈红色或鲜红色,与早期内痔的症状有相似之处;而晚期便血则多为暗红色,混有粪便之黏液血便或脓血便,有时还伴有血块和坏死组织。

直肠肿块及其产生的分泌物可产生肠道刺激症状,导致患者出现便意频繁、排便不尽、里急后重等症,但排出物多是黏液脓血状物,此时粪便形状也发生了改变,大便越来越细。最初这些"假性腹泻"现象多发生在清晨起床后不久,称为"晨起腹泻"。以后次数逐渐增多,甚至晚间也不能入睡,改变了往日大便的习惯。晚期可出现肠道梗阻的现象。

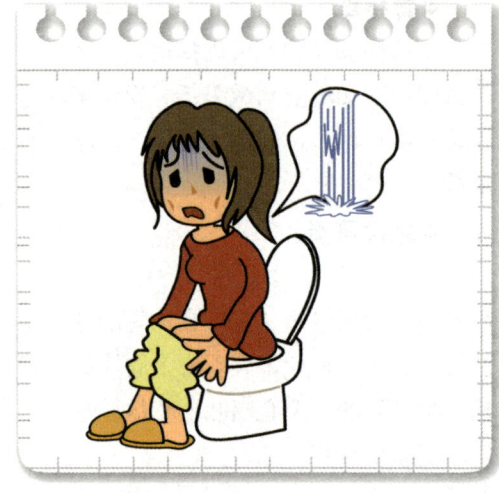

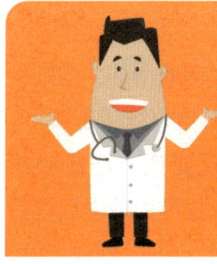

特殊人群的健胃养肠法

不同人群的肠胃情况总是有差异的，而特殊的人群当然需要特殊的肠胃保健法。本节将重点介绍幼儿、孕妇、老年人、压力过大者这四类人群的健胃养肠法。

幼儿健胃养肠法

●肠胃特点

（1）**胃容量小**：幼儿的胃容量相对较小，其所分泌的胃酸及各种消化液也有限，且活性较低，所以对食物的耐受性比较差。

（2）**胃肠道防御力低**：由于幼儿胃肠道功能不全，且消化液杀菌力弱，因此儿童胃肠道的防病能力较低，易发生胃肠道疾病。因此，给儿童食用的食物应细软、易消化，以适应其胃肠道的消化功能。

（3）**易受感染**：由于儿童的机体抵抗力较低，当受到毒素侵袭时，则容易受感染而导致胃肠道功能的紊乱。

（4）**膳食结构不当**：不恰当的膳食结构会给幼儿的胃肠道增加负担，从而会导致身体种种不适。

（5）**注意气候和食物温度**：天气变凉，会对幼儿胃肠道产生刺激，导致腹痛、腹泻，也会影响正常的进食。而过食生冷，则会伤及脾胃阳气，出现食欲不振、厌食等症。

●健胃养肠法

（1）**饮食卫生要注意**：在盛夏季节，细菌繁殖速度快，食物容易变质，如果吃了不洁食物，很容易引发急性胃肠炎，出现胃胀、呕吐、胃痛等症。

（2）**按时吃饭**：如果幼儿养成饮食不规律的习惯，会逐渐侵蚀胃的健康。而胃酸、胃蛋白酶若没有食物中和,会消化到胃黏膜自身,从而伤害胃黏膜。

(2)**进食要专心**:玩的时候会有大量血液供应到脑部,导致供肠胃消化吸收的血液降低,使消化和吸收受到影响,长此以往易引发慢性胃病。

(3)**零食要适量**:幼儿经常吃零食会扰乱胃消化酶的正常分泌,很容易导致胃部"积劳成疾"。

(4)**进食要细嚼慢饮**:若狼吞虎咽,粗糙的食物会直接磨损幼儿的胃黏膜,增加胃负担,造成胃动力下滑。

孕妇健胃养肠法

●肠胃特点

(1)**胃肠功能减弱**:妊娠期孕酮分泌增加,使胃肠道蠕动减慢。因为食管下端的贲门收缩无力,使胃内容物易反流而有烧灼感,孕妇会感觉"烧心",会导致食欲不佳。

(2)**肠道对矿物质的吸收增加**:虽然小肠蠕动变慢,但吸收更完全。妇女在妊娠期对铁、钙、维生素B_{12}的吸收增加,与妊娠期造血、帮助胎儿生长和骨骼发育相适应。

(3)**结肠蠕动出现变化**:结肠吸收水、钠、钾较快,这与妊娠期血液中血管紧张素和醛固酮增高有关系。由于结肠蠕动减少,孕妇容易便秘,饮食方面可适当增加纤维素食物和利大便的粗粮、水果等。

●健胃养肠法

(1)**少吃多餐,食物以软、松为主**:胃消化功能不好的孕妇,吃东西之后容易胃胀,建议少吃多餐,且正餐还是要按正常情况来吃。食物以软、松为主,忌辛辣刺激,一些比较有韧性的食物也不宜多吃,因为这些东西最难消化。汤最好饭前喝,饭后喝也会增加消化负担。

(2)**适量食用新鲜瓜果**:很多瓜果有助于消化,但只能适量,不宜多吃,不然会适得其反,造成消化不良。肠胃不好的人可适当吃些木瓜,可以将其当做养胃食物,但胃酸较多者慎食。

(3)**适当运动**:经常做一些舒缓身

心的有氧运动，如散步、爬楼梯等，能有效防止便秘，还有助于分娩。

老年人健胃养肠法

●肠胃特点

（1）**胃肠运动功能的改变**：老年人食管的蠕动性收缩减弱，胃排空减慢，食物通过结肠时间延长。

（2）**吸收功能减退**：主要表现在小肠对木糖、钙、铁、维生素B_1、维生素B_{12}、维生素A、叶酸以及脂肪的吸收减少。

（3）**分泌功能改变**：胃酸及各种消化酶的分泌量减少，且活性降低，导致老年人对食物的化学性消化功能减退，进而影响吸收功能。

（4）**组织上的改变**：主要表现在口腔黏膜过度角化、味蕾数量减少、掉齿、牙周组织退行、胃肠各种腺体萎缩、胃肠扩张、内脏下垂等。

●健胃养肠法

（1）**多喝水**：坚持睡前、夜半醒时和晨起后各饮一杯水，起到"内洗涤"和"稀血液"的作用，刺激胃肠道，利于通便。

（2）**食物熟软**：老年人胃肠道功能下降，常食熟软的食物，有利于脾胃消化吸收，并能促进肠道的排泄。

（3）**多吃富含膳食纤维的食物**：每天可适当选择含膳食纤维多的食物搭配食用，既可以刺激肠道蠕动，又可加快粪便的排出。

（4）**适当运动**：坚持运动，能促进胃肠蠕动，加强消化道功能，使身体毒素排泄得更彻底。

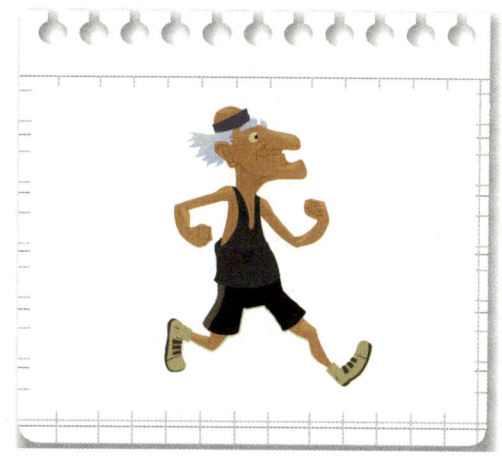

（5）定时排便：养成定时排便的好习惯，即使没有便意，也要蹲一会儿，保持肠道清洁。

压力过大者健胃养肠法

●肠胃特点

（1）精神紧张、压力大：这些因素会引发胃肠道不适。从中医角度来看，人的情绪不好、压力大，会导致肝气郁结、紊乱，而肝气失调则会影响脾胃的功能，导致肝脾不和。

（2）精神状态不佳：可表现为不想吃东西、没胃口、胃疼、肚子胀等功能性消化不良的情况，还可表现为便秘、口苦、口干等肝火旺的症状，也有人会失眠、情绪烦躁、爱发脾气。

●健胃养肠法

（1）饮食规律：三餐定时、定量，不暴饮暴食。以素食为主、荤素搭配，常吃蔬果。

（2）进食专心：食物的消化、吸收，需充足的血液供应胃肠道，若进食不专心，大量的血液要供应脑部工作，会直接影响胃肠道的血液供应，导致胃病发生。

（3）补充益生菌：人体肠道中的菌群包含有益菌和有害菌，正常情况下两者处于平衡状态。当人体抵抗力下降或有害菌数量多于有益菌时，肠道内菌群的平衡会被打破，就会相继出现各种肠胃道问题，所以补充适量的益生菌，对肠胃是有益的。

（4）保持乐观情绪：保持心情愉快，不仅可以增强机体的免疫力，且有益身心健康，同时还能促进骨髓造血功能旺盛，使皮肤红润，面有光泽。

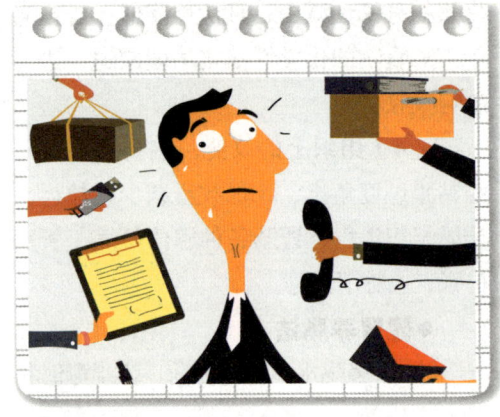

part 2 防治肠胃病，吃对食物

患有胃肠疾病的患者饮食一定要有规律，这有利于主管消化道蠕动和分泌的自主神经系统有规律地活动。但是仅仅是有规律还是不够的，在此基础上还需要对平时的饮食加以注意，既不能太"素"，使营养跟不上，免疫力下降，也不能太"荤"，让病情加重。

那么肠胃病患者如何吃才安全呢？本章节将介绍40种能够缓解肠胃病的食物，并详细讲解该食材的性味、归经、健胃养肠原理及最合适的膳食搭配，肠胃病患者可以根据个人口味及病情特征，选择最满意的美味佳肴。

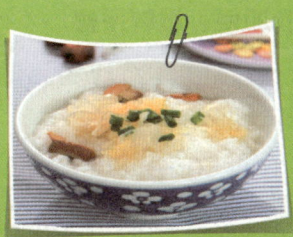
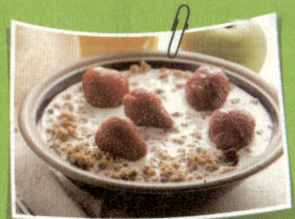
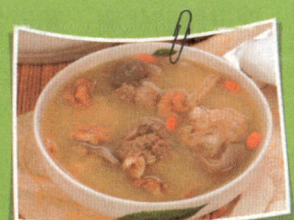

土豆

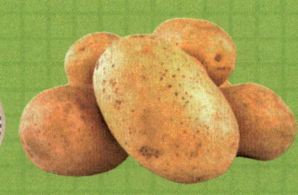

- **别名**：山药蛋、洋番薯、洋芋、马铃薯
- **性味**：性平，味甘
- **归经**：归胃、大肠经

主打营养素

糖类、淀粉、蛋白质、脂肪、维生素B_1、维生素B_2、维生素C和矿物质钙、磷、铁等。

健胃养肠原理

土豆含有丰富的膳食纤维，能促进脂肪代谢，使肠道畅通，对治疗消化不良、食欲不振具有明显疗效，此外还能缓解便秘。

应用指南

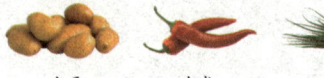

土豆　　红椒　　葱

 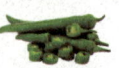 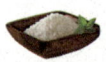

土豆　　青椒　　盐

促进脂肪代谢、肠道畅通

材料：土豆500克，红椒、葱各5克

调料：盐、味精、醋、食用油各适量

做法：将土豆洗净，去皮，切丝；红椒洗净，切丝；葱洗净，切段；热锅下油，放入土豆、红椒翻炒，加入少量水焖煮；待水干，加入盐、味精、醋调味，放葱段炒熟，出锅即可。

润肠通便、缓解便秘

材料：土豆400克，青椒、红椒各5克

调料：盐、味精各适量

做法：将土豆洗净，去皮，切丝；青椒、红椒均洗净，切丝；热锅下油，放入上述材料翻炒，加入少量水焖煮；待水干，加入盐和味精调味，炒熟，出锅即可。

土豆玉米棒牛肉汤

材料： 熟牛肉200克，土豆100克，玉米棒65克，姜丝2克，葱花3克

调料： 精盐少许，鸡精3克，芝麻油2毫升

做法

① 将牛肉洗净，切丁；土豆去皮，洗净，切块；玉米棒洗净备用。② 姜入锅煸香后，倒入水，调入上述材料，煲至熟，加入所有调料拌匀，撒葱花即可。

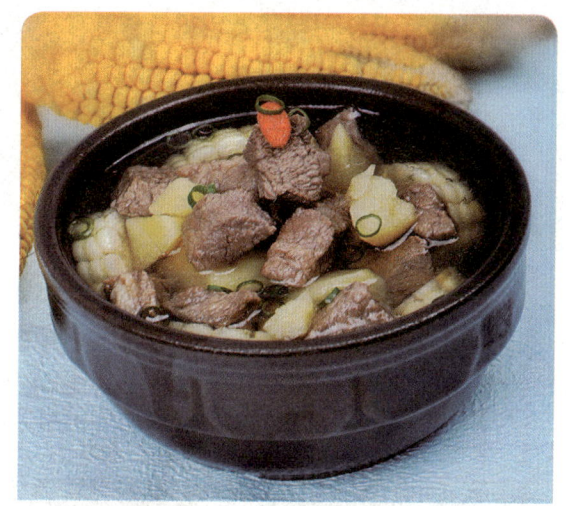

海带拌土豆丝

材料： 土豆500克，海带150克，红椒、葱各适量

调料： 酱油、醋、盐、辣椒油各适量

做法

① 将土豆洗净去皮切丝，入沸水焯烫，捞出放盘中。② 海带泡开洗净切丝，用沸水稍焯，捞出沥水，放在土豆丝上。③ 红椒切末，葱切丝，同酱油、醋、盐、辣椒油调匀，浇入土豆、海带丝中拌匀即可。

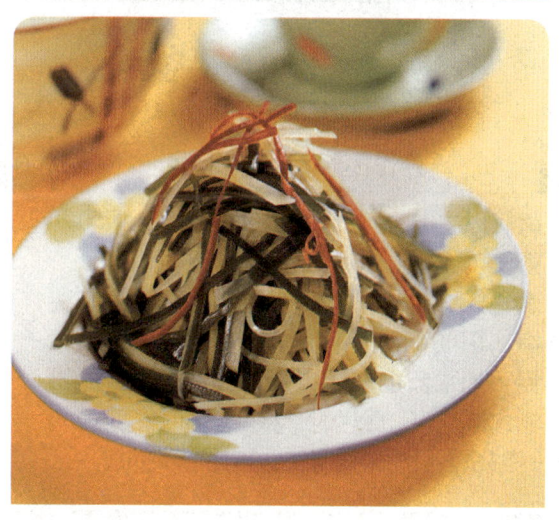

大白菜

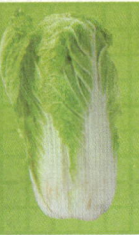

- **别名**：大白菜、黄芽菜、黄矮菜、菘
- **性味**：性平，味苦、辛、甘
- **归经**：归肠、胃经

主打营养素

含蛋白质、脂肪、多种维生素、粗纤维、钙、磷、铁、锌等。

健胃养肠原理

大白菜富含粗纤维，具有养胃生津、利尿通便、清热解毒等功能，是补充营养、疏通肠胃、促进新陈代谢的佳品，适合大众食用。

应用指南

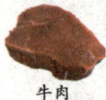 牛肉　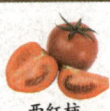 西红柿　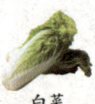 白菜　　 白菜　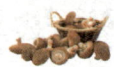 金针菇　香菇

养胃生津、疏通肠胃

材料：牛肉200克，西红柿150克，白菜150克

调料：盐4克，料酒5毫升

做法：将牛肉洗净，切成块；西红柿洗净，切成块；白菜洗净，切成块；牛肉下锅，加水盖过肉，炖开，撇去浮沫，加料酒，炖至八九成烂时，将西红柿、白菜放入一起炖，最后加盐调味，再炖一下即成。

补充营养、缓解病症

材料：白菜350克，金针菇100克，水发香菇20克，红辣椒10克

调料：盐3克，鸡精2克，食用油适量

做法：白菜洗净，撕大片；香菇洗净切块；金针菇去尾，洗净；红辣椒洗净，切丝备用；锅中倒油加热，先后下香菇、金针菇、白菜翻炒，最后加入盐和鸡精，炒匀装盘，撒上红辣椒丝即可。

板栗煨白菜

材料： 白菜200克，板栗50克，葱、姜各适量

调料： 葱、姜、盐、鸡汤、水淀粉、料酒、味精、食用油各适量

做法

①将白菜洗净切段，焯水；葱洗净切段，姜洗净切片；板栗洗净，煮熟去壳。②锅上火，放油烧热，将葱段、姜片爆香，下白菜、板栗炒匀，加鸡汤，煨入味后勾芡，加入料酒、味精、盐炒匀即可。

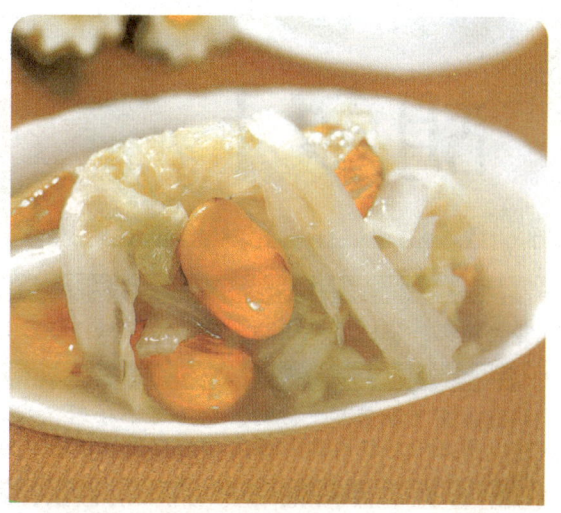

枸杞大白菜

材料： 大白菜500克，枸杞20克

调料： 盐、鸡精各3克，上汤适量，水淀粉15毫升

做法

①将大白菜洗净切片；枸杞入清水中浸泡后洗净。②锅中倒入上汤煮开，放入大白菜煮至软，捞出放入盘中。③汤中放入枸杞，加盐、鸡精调味，勾芡，浇淋在大白菜上即成。

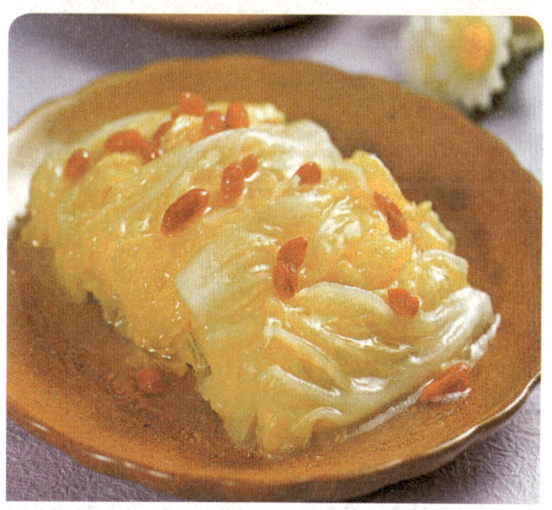

胡萝卜

- **别名**：红萝卜、金笋、丁香萝卜
- **性味**：性平，味甘、涩
- **归经**：归心、肺、脾、胃经

主打营养素

富含糖类、蛋白质、脂肪、碳水化合物、胡萝卜素、B族维生素、维生素C。

健胃养肠原理

胡萝卜富含胡萝卜素、糖、钙等营养物质，对人体具有多方面的保健功能，如胡萝卜素等可以有效保护肠黏膜，并能增殖肠道内的有益菌群，可有效缓解腹泻症状。

应用指南

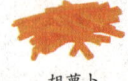 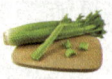 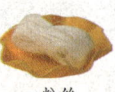

胡萝卜　　芹菜　　粉丝

补充营养、保护肠黏膜

材料：胡萝卜150克，芹菜50克，粉丝100克，青椒20克

调料：盐、鸡精各2克，芝麻油、食用油各适量

做法：将胡萝卜洗净切丝；芹菜洗净切段；青椒洗净切丝；粉丝泡发，粉丝焯至八成熟，捞出沥干备用；锅下油烧热，放入胡萝卜、芹菜、青椒炒至八成熟，放入粉丝，加盐、鸡精、芝麻油调味即可。

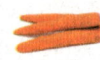  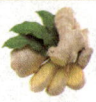

胡萝卜　　葱丝　　姜丝

增殖肠道有益菌群，降低腹泻症状

材料：胡萝卜500克，葱丝、姜丝各10克

调料：料酒、盐、味精、食用油各适量

做法：将胡萝卜洗净去根，切细条状；锅置火上，下油烧热，放入葱丝、姜丝炝锅，烹入料酒，倒入胡萝卜丝煸炒，加入盐，添少许清水稍焖一会儿；待胡萝卜丝熟后再用味精调味，翻炒均匀，盛入盘中即成。

精品时蔬

材料：胡萝卜130克，四季豆90克，蒜末适量

调料：盐、鸡精、水淀粉、食用油各适量

做法

①将胡萝卜洗净，去皮切丝；四季豆洗净，去蒂切丝。②锅中注油烧热，加入蒜末爆香后，入胡萝卜丝、四季豆丝翻炒至断生。③加入盐、鸡精调味，用水淀粉勾芡装盘即可。

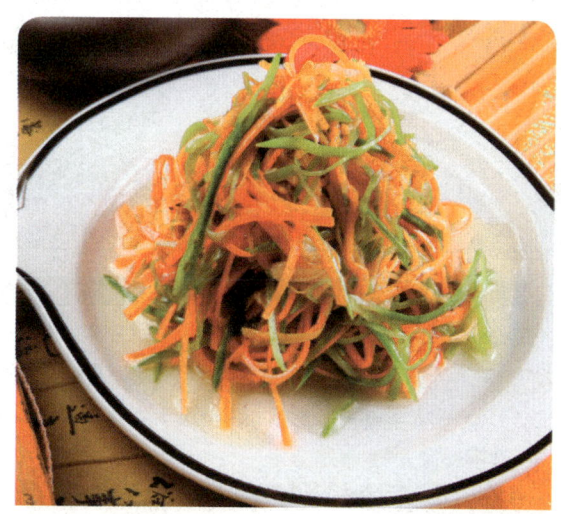

三色泡菜

材料：胡萝卜400克，莴笋250克，包菜、红椒各100克，生姜20克，大蒜25克

调料：盐200克，白酒50毫升，红糖30克

做法

①将胡萝卜洗净，切丁；莴笋洗净去皮，切丁；包菜洗净备用。②将上述材料晾干，放入盐、生姜、白酒、大蒜、红椒、红糖、凉开水的泡菜坛中，密封腌渍5天后，捞出装盘即可。

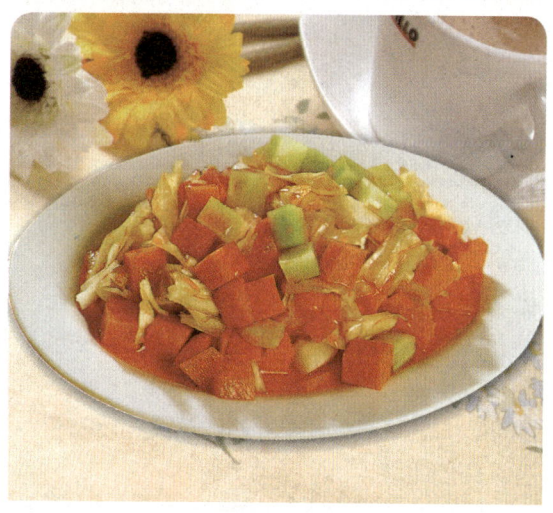

冬瓜

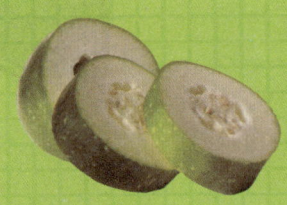

- **别名**：白瓜、白冬瓜、枕瓜
- **性味**：性凉，味甘
- **归经**：归肺、大肠、小肠、膀胱经

主打营养素

含有矿物质、维生素，冬瓜籽中含有脂肪、瓜氨酸、不饱和脂肪酸、油酸等。

健胃养肠原理

冬瓜富含维生素C，能养胃生津、清降胃火，而且冬瓜中的膳食纤维含量很高，可以促进肠道蠕动。

应用指南

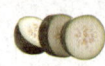 冬瓜 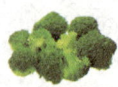 西蓝花 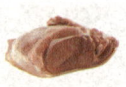 猪肉   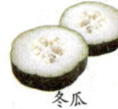 冬瓜 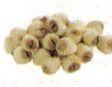 莲子   扁豆

养胃生津、清降胃火

材料：冬瓜300克，西蓝花100克，猪肉200克
调料：盐3克，芝麻油适量
做法：将冬瓜去皮、籽，洗净，切片；西蓝花洗净，切块；猪肉洗净，切片；将冬瓜与肉片用盐腌渍片刻，间隔摆于盘中，淋芝麻油，入锅蒸熟后取出；西蓝花氽熟后摆于冬瓜四周即可。

清热降火、润肠通便

材料：冬瓜200克，莲子50克，扁豆50克，火腿肠1根
调料：盐3克，鸡精2克，食用油适量
做法：将冬瓜去皮、籽洗净切片；扁豆去头尾，洗净；莲子洗净；火腿肠切丁；锅入水烧开，氽熟扁豆，捞出摆盘；锅下油烧热，入冬瓜、莲子、火腿肠滑炒片刻，加盐、鸡精炒匀，加水焖熟，起锅装盘即可。

冬瓜红豆汤 (特别推荐)

材料： 冬瓜200克，红豆100克
调料： 盐3克，鸡精2克
做法

① 将冬瓜去皮洗净，切块；红豆泡发，洗净备用。② 锅入水烧开，放入红豆焯至八成熟，捞出沥干水分备用。③ 锅下油烧热，放入冬瓜略炒，加入清水，放入红豆，加盐、鸡精调味，煮熟装盘即可。

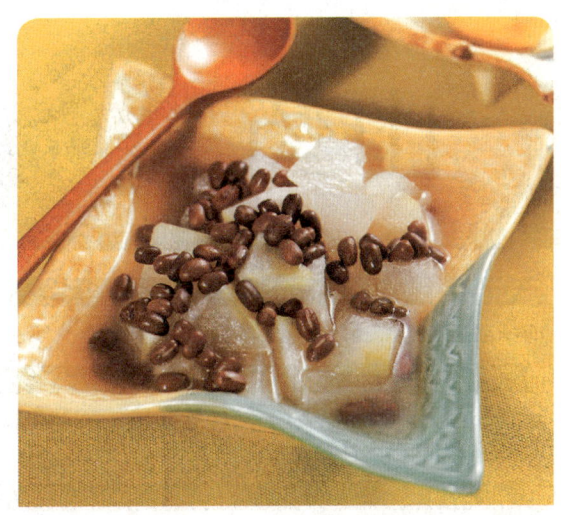

薏米冬瓜老鸭汤 (特别推荐)

材料： 冬瓜200克，薏米、红豆各30克，老鸭750克，姜2片
调料： 盐3克
做法

① 将冬瓜洗净切大块；薏米、红豆洗净，浸泡1小时。② 老鸭去毛，收拾洗净，斩件汆水；烧锅中下姜片、老鸭爆炒5分钟。③ 瓦煲加水煮沸，入所有材料，大火煲开，改用小火煲3小时，加盐调味即可。

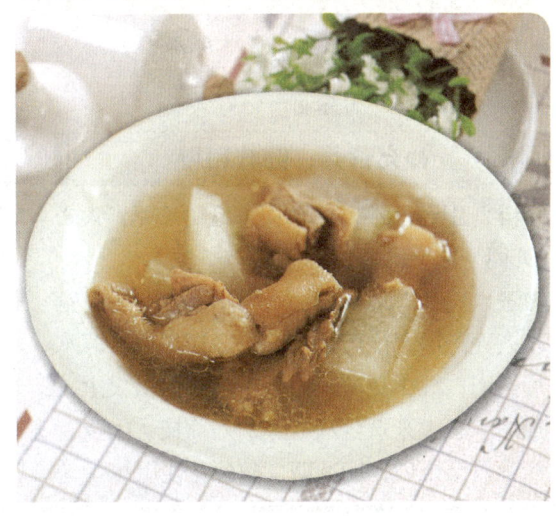

山药

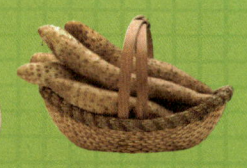

- **别名**：怀山药、山芋、山薯
- **性味**：性平，味甘
- **归经**：归肺、脾、肾经

主打营养素

含有蛋白质、淀粉酶、氨基酸、胡萝卜素、维生素B_1、维生素B_2、烟酸、维生素C。

健胃养肠原理

山药含有淀粉酶、多酚氧化酶等物质，有利于促进脾胃消化吸收，是平补脾胃的药食两用之品，脾阳亏、胃阴虚者皆可食用。

应用指南

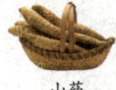

山药　　荔枝　　红枣

 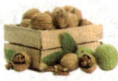 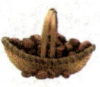

山药　　桂圆肉　　红枣

补充营养、健脾和胃

材料：山药、荔枝各30克，红枣10克，大米100克，冰糖5克，葱花少许

做法：将大米淘洗干净，用清水浸泡；荔枝去壳洗净；山药去皮，洗净切小块，焯水后捞出；红枣洗净，去核备用；锅置火上，加清水、大米煮至八成熟，入荔枝、山药、红枣煮至米烂，加冰糖，撒葱花便可。

平补脾胃、促进消化

材料：桂圆肉100克，新鲜山药150克，红枣6颗，冰糖适量

做法：将山药削皮洗净，切小块；红枣洗净、泡发、备用；煮锅加3碗水煮开，加入山药煮沸，再下红枣，转小火慢熬，待山药熟透、红枣松软，加入桂圆肉，煮至桂圆甜味渗入汤中即可熄火，加入冰糖调味。

山药核桃羊肉汤

材料： 羊肉300克，山药、核桃仁各适量，枸杞10克

调料： 盐3克，鸡精3克

做法

① 将羊肉洗净、切件，氽水；山药洗净，去皮切块；核桃仁洗净；枸杞洗净。② 锅中放入羊肉、山药、核桃仁、枸杞，加入清水，小火慢炖至核桃仁变得酥软之后，关火，加入盐和鸡精调味即可。

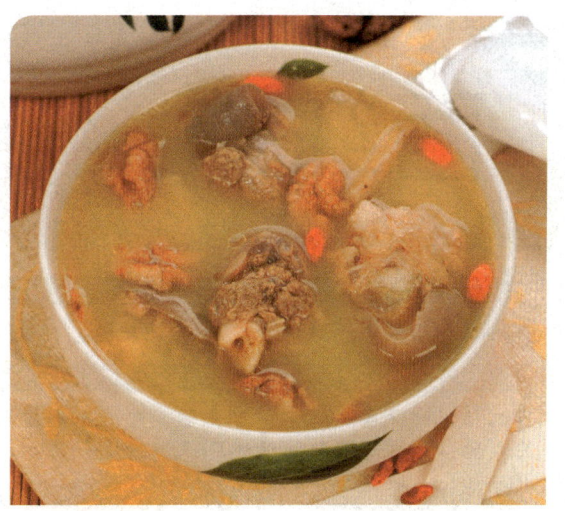

马蹄山药汁

材料： 马蹄、山药、木瓜、菠萝各适量，优酪乳250克

调料： 冷开水300毫升，蜂蜜少许

做法

① 将马蹄、山药、菠萝分别用清水洗净，削去外皮，切小块备用。② 将木瓜用清水洗净，去皮、籽，再将果肉挖出，备用。③ 将准备好的所有材料和调料一起榨汁，调匀即可。

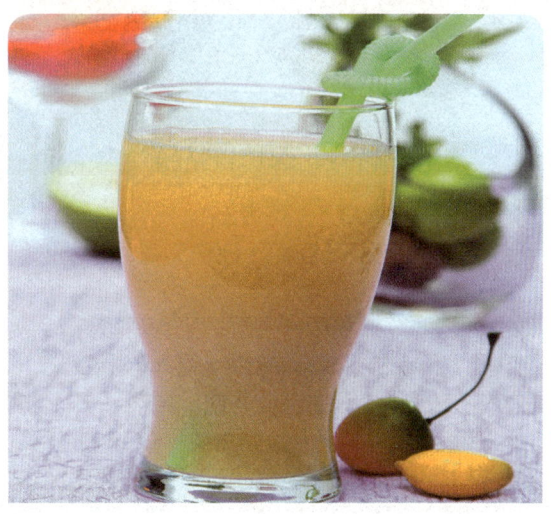

西红柿

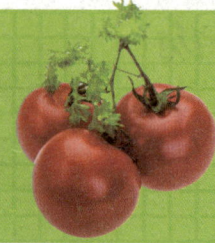

- **别名**：番茄、番李子、洋柿子
- **性味**：性凉，味甘、酸
- **归经**：归肺、肝、胃经

主打营养素

有机碱、番茄碱、维生素A、B族维生素、维生素C及钙、镁、钾、钠、磷、铁。

健胃养肠原理

西红柿的酸味由柠檬酸、苹果酸、琥珀酸等有机酸组成，具有祛除胃部不适、缓解胃疼和胃炎的作用，对胃黏膜能起到很好的保护作用。

应用指南

 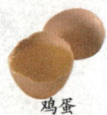 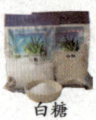 

西红柿　　鸡蛋　　白糖　　　　　　　　　　西红柿

补充营养，保护胃黏膜

材料：西红柿500克，鸡蛋2个

调料：白糖10克，盐2克，淀粉5克，食用油适量

做法：将西红柿洗净，去蒂切块；鸡蛋打入碗内，加少许盐搅匀；油热，倒入鸡蛋炒成散块，盛出；炒锅中再放些油，烧热后放入西红柿翻炒几下，再入鸡蛋搅炒均匀，加白糖、盐，再翻炒几下，用淀粉勾芡即成。

开胃健脾，缓解胃部不适

材料：西红柿2个

做法：取西红柿去蒂，用清水洗净，再去皮，切成几大块，备用；将切好的西红柿放入榨汁机中加入适量清水，榨成汁后倒入杯中饮用即可。

西红柿小米粥

材料： 西红柿1个，小米90克，葱少许
调料： 冰糖10克
做法

① 将小米洗净；西红柿洗净，切块；葱洗净，切成葱花。② 锅置火上，注入清水，放入小米用大火煮至米粒绽开后，再放入冰糖煮至溶化，粥浓稠。③ 待粥凉后，撒上西红柿丁及葱花稍煮即可。

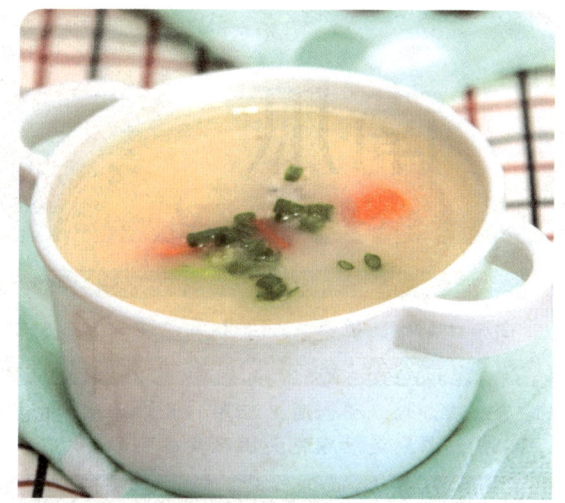

西红柿炒冬瓜

材料： 冬瓜、西红柿各200克
调料： 盐3克，味精1克，食用油适量
做法

① 将冬瓜、西红柿分别用清水洗净，去掉皮、瓤，切成大小均匀的块，备用。② 热锅下油，放入冬瓜和西红柿翻炒至熟。③ 加入盐、味精调味，出锅即可。

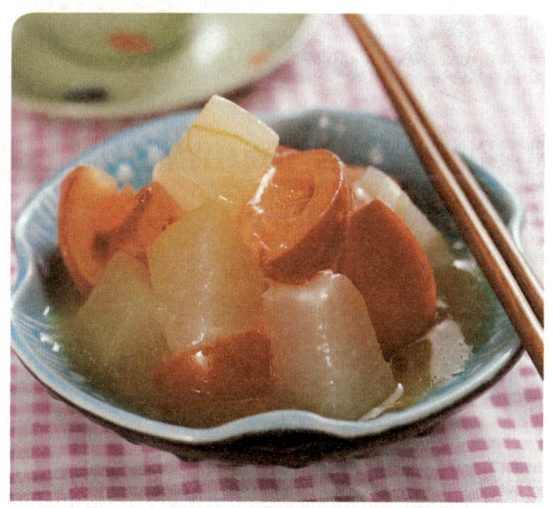

南瓜

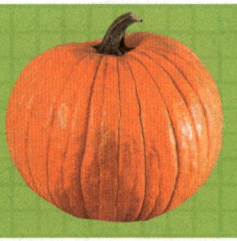

- **别名**：麦瓜、番瓜、倭瓜、金冬瓜
- **性味**：性温，味甘
- **归经**：归脾、胃经

主打营养素

蛋白质、淀粉、糖类、胡萝卜素、维生素B_1、维生素B_2、维生素C和膳食纤维。

健胃养肠原理

南瓜含有淀粉、蛋白质、胡萝卜素、维生素B、维生素C和钙、磷等成分，其中所含的果胶可以保护胃肠道黏膜免受粗糙食品刺激。

应用指南

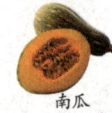 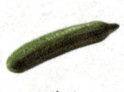 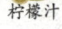

南瓜　　　黄瓜　　　柠檬汁

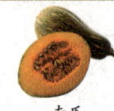 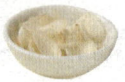 

南瓜　　　百合　　　红椒

保护胃肠道，缓解食物对胃肠的刺激

材料：南瓜150克，黄瓜少许

调料：柠檬汁、白糖各适量

做法：将南瓜去皮，用清水洗净，去皮、瓤，切成长度相同的段；黄瓜用清水洗净，去皮、瓤，切片；将南瓜入水焯透，捞出后放入柠檬汁里浸泡片刻；将黄瓜摆盘，放入南瓜，撒上白糖即可。

健脾润肠、益胃生津

材料：南瓜250克，百合150克，红椒适量

调料：白糖20克，蜜汁5毫升，食用油适量

做法：将南瓜去皮、瓤，洗净，切块；红椒、百合洗净，切片；热锅下油，放入南瓜、百合和红椒翻炒，加入白糖炒熟，取出淋上蜜汁即可食用。

冰糖红枣南瓜

材料： 南瓜200克，红枣100克
调料： 冰糖适量

做法

① 将南瓜洗净去皮、瓤，切菱形块状；红枣洗净。② 锅中注入适量清水，放入南瓜、红枣、冰糖，大火烧开后转中火，煮至冰糖完全溶化，南瓜熟透，关火。③ 南瓜和红枣捞出摆盘，淋入锅中糖水即可。

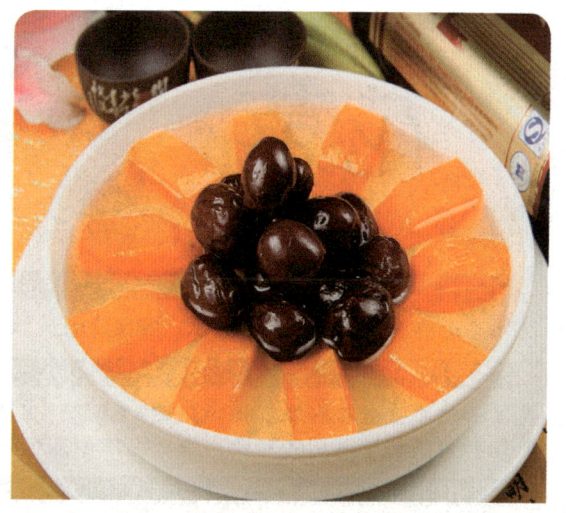

金瓜百合甜点

材料： 南瓜、百合各250克
调料： 白糖10克，蜂蜜15克

做法

① 将南瓜洗净，先切成两半，去瓤，然后用刀在表面切锯齿形状的刀纹。② 百合洗净，逐片削去黄尖，用白糖拌匀，放入勺状的南瓜中，盛盘，入锅煮开后大火转入小火，约蒸8分钟左右即可。③ 煮熟后取出，淋上备好的蜂蜜即可。

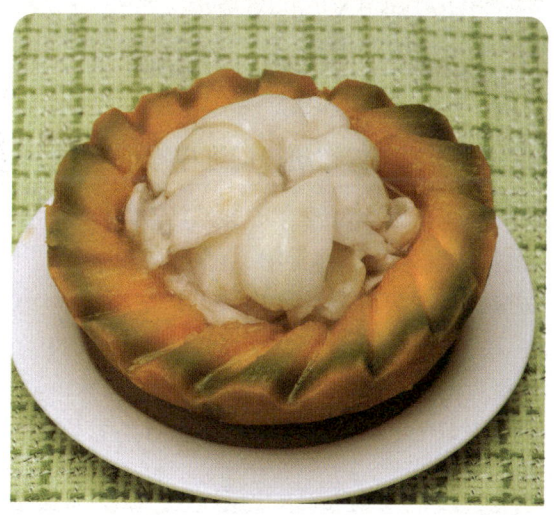

花菜

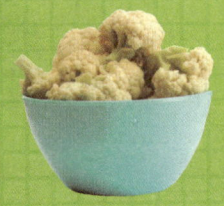

- **别名**：菜花、花椰菜、球花甘蓝
- **性味**：性凉，味甘
- **归经**：归肝、肺经

主打营养素

含丰富的钙、磷、铁、维生素A、维生素B_1、维生素B_2、维生素C以及蔗糖。

健胃养肠原理

花菜含有丰富的粗纤维，不但能起到润肠、促进排毒的作用，又能刺激肠胃蠕动，还具有补脾和胃、利尿通利的功效。中医临床用来辅助治疗脾胃虚弱等证。

应用指南

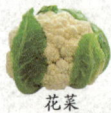 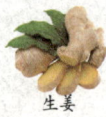 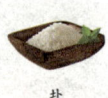

花菜　　生姜　　盐

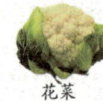

花菜　　西红柿　　香菜

增加肠胃蠕动，促进排毒

材料：花菜500克，姜丝、葱丝各10克
调料：盐、酱油、水淀粉、食用油各适量
做法：将花菜洗净，掰小块，焯水备用；油烧热，下入葱丝、姜丝炝锅，加几滴酱油爆香后，下入花菜翻炒均匀，再加盐调味，以小火煮至出汤后，再焖一会儿，最后勾薄芡即可出锅。

健脾开胃、利尿通利

材料：花菜250克，西红柿200克，香菜10克
调料：盐、鸡精、食用油各适量
做法：将花菜去除根部，切成小朵，用清水洗净，焯水，捞出沥干水待用；香菜洗净切小段；西红柿洗净，切小丁；锅中加油烧至六成热，将花菜和西红柿丁放入，调入盐、鸡精翻炒均匀，盛盘，撒上香菜即可。

香菇烧花菜

材料：香菇50克，花菜100克，鸡汤200毫升，姜、葱各适量
调料：盐、淀粉、鸡油、食用油各适量
做法

① 将花菜洗净，掰成小块；香菇洗净切丝。② 锅烧开水，下花菜焯至熟透捞出。③ 热锅下油，放葱、姜煸出香味，加盐、鸡汤烧开，将香菇、花菜入锅内，小火烧至入味，以淀粉勾芡，淋入鸡油即可。

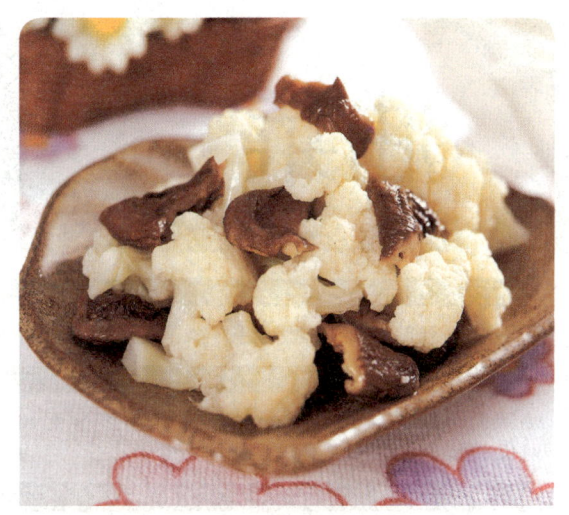

大碗花菜

材料：花菜300克，猪肉100克，葱5克
调料：盐3克，味精1克，食用油各适量
做法

① 将花菜洗净，切小块；猪肉洗净，切片；葱洗净，切段。② 热锅下油，放入花菜、猪肉翻炒均匀至熟。③ 加入盐和味精调味，出锅装盘，放入切好的葱段即可。

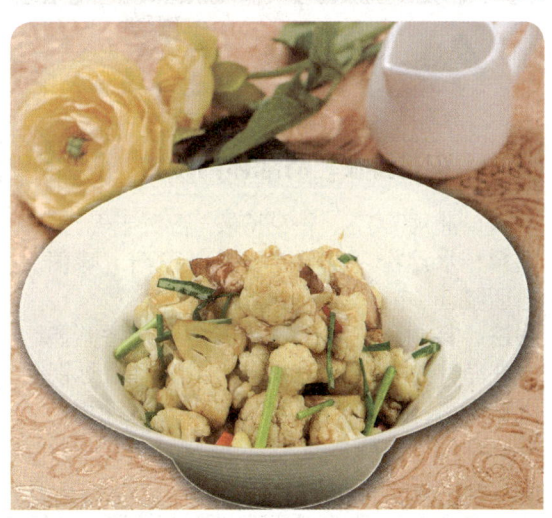

油菜

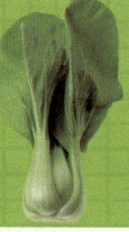

- 别名：芸苔、青江菜、上海青、油白菜、苦菜
- 性味：性温，味辛
- 归经：归肝、肺、脾经

主打营养素

蛋白质、脂肪、维生素、钙、磷、铁、B族维生素、维生素C、尼克酸、胡萝卜素。

健胃养肠原理

油菜为低脂肪蔬菜，富含钙、铁、胡萝卜素和维生素C，且含有膳食纤维，而膳食纤维可以促进肠胃的蠕动，帮助身体清除垃圾，预防排便不畅等症。

应用指南

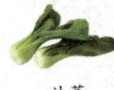 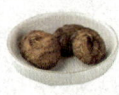 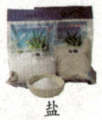 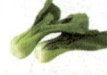 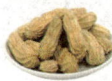

油菜　香菇　盐　　　　　油菜　花生仁　醋

促进排便，清除体内垃圾

材料： 油菜500克，香菇10朵，高汤半碗

调料： 水淀粉、食用油、盐、白糖、味精各适量

做法： 将油菜洗净，对切成两半；香菇泡发洗净，去蒂，一切为二，装盘待用；炒锅入油烧热，先放入香菇炒香，再放入油菜、盐、味精、白糖，加入高汤，加盖焖约2分钟，勾一层薄芡，出锅即可。

养脾和胃，促进肠道蠕动

材料： 油菜300克，花生仁100克

调料： 醋、芝麻油、食用油各适量，盐3克，鸡精1克

做法： 将油菜洗净，沥干，入沸水锅中焯水，沥干，装盘；花生仁洗净，入油锅中炸熟，捞出控油，装盘；将醋、芝麻油、盐和鸡精调成味汁，淋在油菜和花生仁上，搅拌均匀即可。

银杏烩三珍

材料：油菜250克，竹荪、香菇各100克，胡萝卜、银杏各适量

调料：盐3克，鸡汤、食用油各适量

做法

①将油菜、竹荪、香菇分别洗净；胡萝卜去皮洗净，切片；银杏去壳，用温水浸泡。②油锅烧热，放入竹荪、香菇、胡萝卜稍炒，烹入鸡汤烧沸。③加入油菜、银杏一起烧熟，焖至入味时，调入盐即可。

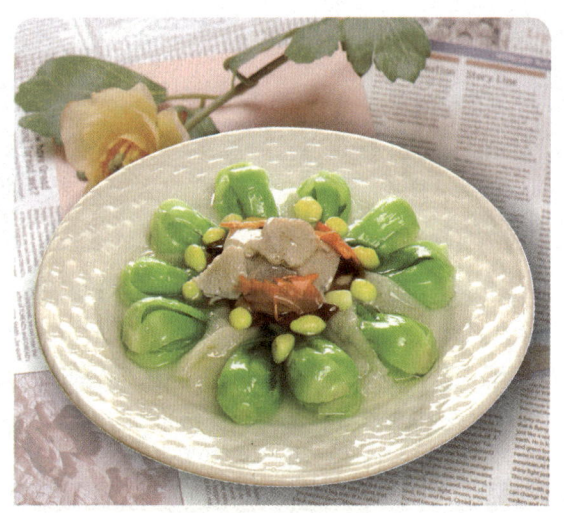

八珍扒油菜

材料：鸡腿菇、香菇、牛肝菌、滑子菇、草菇各50克，蟹棒80克，油菜300克

调料：盐4克，水淀粉3毫升，蚝油、食用油各少许

做法

①将各种菌菇类、蟹棒洗净切块；油菜洗净。②油锅烧热，下油菜炒熟，加盐调味后出锅装盘。③再倒油烧热，下各种菌菇类、蟹棒、盐、蚝油炒熟，加水淀粉勾芡出锅，倒入油菜中间即可。

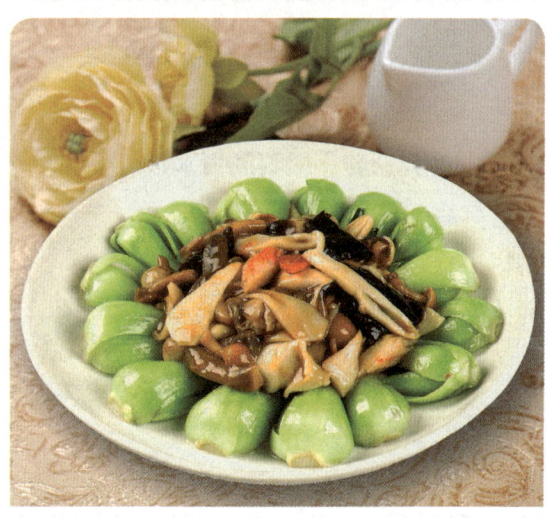

马齿苋

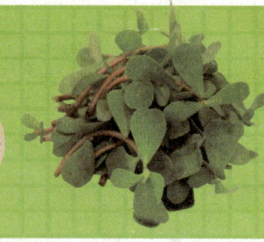

- **别名**：长寿菜、酸米菜、马齿菜、五行草
- **性味**：性寒，味甘、酸
- **归经**：归心、肝、脾、大肠经

主打营养素

钾盐、苹果酸、葡萄糖、钙、磷、铁、胡萝卜素、B族维生素、维生素C。

健胃养肠原理

马齿苋的药用价值在某些方面远远高于食用价值，特别是对肠道传染病，如肠炎、痢疾等症，几乎药到病除，有较高的疗效。

应用指南

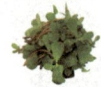 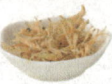 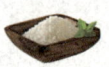

马齿苋　　银鱼　　盐

 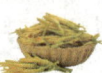 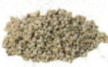

马齿苋　　黄花菜　　薏苡仁

补充营养，缓解肠胃病症

材料：银鱼100克，马齿苋200克

调料：盐3克，味精6克，上汤适量

做法：将马齿苋洗净，银鱼洗净；将洗净的马齿苋下入沸水中稍氽后，捞出后装入碗中；将银鱼洗净，炒熟，加入上汤、盐、味精，淋在马齿苋上即可。

有效防治肠炎、痢疾

材料：黄花菜、马齿苋各50克，薏苡仁、芡实各40克，补骨脂、白术各15克

调料：盐适量

做法：将黄花菜、马齿苋洗净；薏苡仁、芡实、补骨脂、白术均洗净，煎汤去渣取汁；将药汁倒入锅中，放入黄花菜、马齿苋煮汤，放入盐调味；饮服，早晚各1次，连服4日。

五味粥

材料：马齿苋30克，赤芍、延胡索、红枣、山楂各10克，大米60克
调料：冰糖10克
做法
① 将马齿苋、赤芍、延胡索洗净，入锅，加水1升。② 用大火烧开后改小火煮30分钟，去渣留汁。③ 以药汁煮洗净的大米、红枣至粥熟，再加入洗净的山楂、冰糖调匀即可。

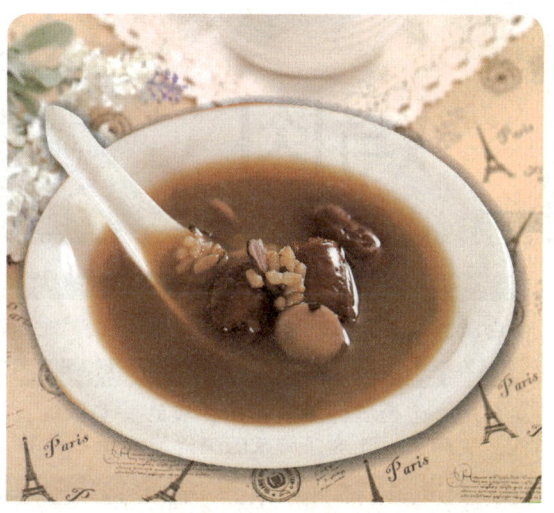

蒜蓉马齿苋

材料：马齿苋200克，蒜10克
调料：盐5克，味精3克，食用油适量
做法
① 将马齿苋洗净；蒜洗净，去皮，剁成蓉。② 将洗净的马齿苋下入沸水中稍氽后，捞出，装盘待用。③ 锅中加油烧热，下入蒜蓉爆香后，再下入马齿苋、盐、味精翻炒至熟透即可。

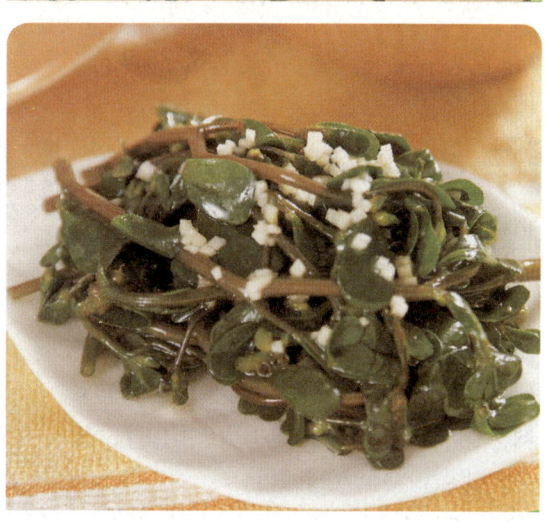

鸡肉

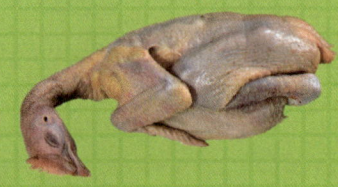

- **别名**：家鸡肉、母鸡肉
- **性味**：性平、温，味甘
- **归经**：归脾、胃经

主打营养素

蛋白质、脂肪、碳水化合物、维生素B_1、维生素B_2、烟酸、钙、磷、铁、钾等。

健胃养肠原理

鸡肉所含蛋白质的质量较高，脂肪含量较低，可用于脾胃气虚、胃脘隐痛等症，能补中益气，适用于中气虚弱所致的消渴、大便不畅等。

应用指南

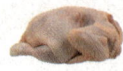 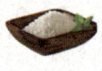

土鸡　　　玉米　　　盐

补中益气、改善病症

材料：玉米1根，土鸡1只

调料：盐、胡椒粉、料酒各适量

做法：将土鸡收拾干净，洗净斩件；玉米洗净切段；锅中注水烧开，放入土鸡焯烫，捞出沥干；煲中注水，放入土鸡、玉米、料酒，大火煲开，转用小火煲1小时，调入盐、胡椒粉煲至入味即可。

  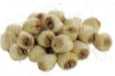

土鸡　　　红枣　　　莲子

平补元气、健脾和胃

材料：土鸡半只，红枣5颗，莲子、芡实各25克，西洋参、枸杞各5克，老姜10克

调料：米酒、盐各适量

做法：将西洋参、莲子、芡实、枸杞洗净；土鸡收拾干净，切块，再汆熟；将药材入锅，加水煮沸，下鸡块、姜片收拾干净，煮沸后入米酒，小火炖煮30分钟后加盐调味。

白扁豆莲子鸡汤

材料： 白扁豆100克，莲子40克，鸡腿300克，半夏、草豆蔻、山楂各10克

调料： 盐、米酒各适量

做法

① 先洗净半夏、山楂、草豆蔻，放入棉布袋，与洗净的鸡腿、莲子置入锅中，大火煮沸，转小火续煮45分钟。② 白扁豆洗净沥干，入锅续煮至熟软。③ 取出棉布袋，加入盐、米酒稍煮即可。

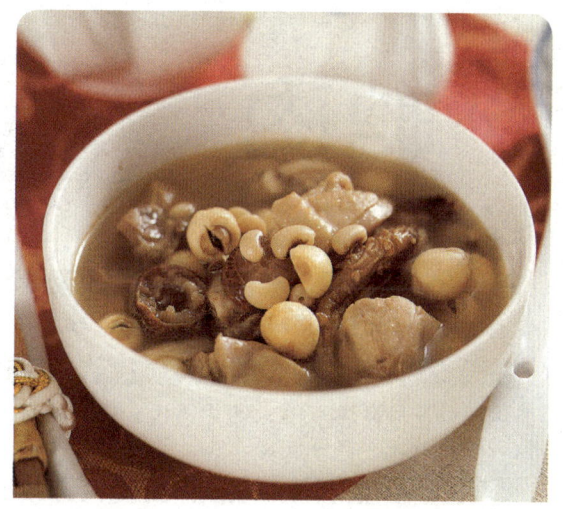

鸡肉黄芪粳米粥

材料： 鸡肉150克，黄芪20克，粳米80克，鸡高汤1500毫升，葱花少许

调料： 盐2克

做法

① 将鸡肉洗净切丁；黄芪洗净切碎；粳米淘净，浸泡半小时。② 粳米入锅，入鸡高汤，大火烧沸，入鸡肉、黄芪，转中火熬煮至米粒开花。③ 改小火，将粥熬至浓稠，调入盐调味，撒上葱花即可。

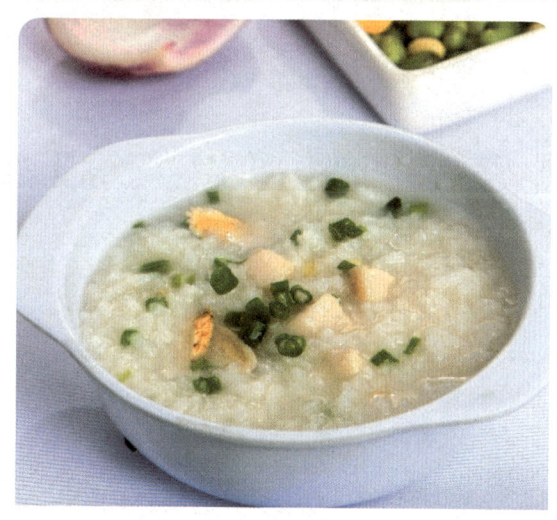

鸭肉

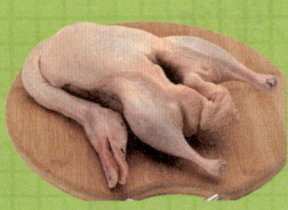

- **别名**：鹜肉、家凫肉、扁嘴娘肉、白鸭肉
- **性味**：性寒，味甘、咸
- **归经**：归脾、胃、肺、肾经

主打营养素

蛋白质、B族维生素、维生素E以及铁、铜、锌等微量元素。

健胃养肠原理

鸭肉中的脂肪酸熔点低，易于消化，具有养胃滋阴、清虚热、利水消肿之功效，经常食用鸭肉除能补充人体多种营养外，还能缓解大便燥结症状。

应用指南

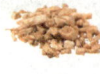 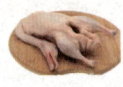 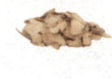 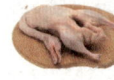

沙参　鸭肉　姜片　　　鸭肉　大白菜　枸杞

养阴和胃、清虚热

材料：老鸭500克，沙参10克

调料：盐4克，姜片5克

做法：将老鸭去毛与内脏，取肉洗净，斩块，汆水后，捞出沥干，装盘中备用；沙参洗净，备用；净锅上火，倒入适量清水烧开，下入老鸭、沙参、姜片煲至成熟，加盐调味即可。

补充营养、润肠通便

材料：老鸭肉350克，大白菜150克，生姜、枸杞各15克

调料：盐、鸡精各5克

做法：将老鸭收拾干净，切件，汆水；大白菜洗净，切段；生姜洗净，切片；枸杞洗净，浸泡；锅中注水，烧沸后放入老鸭肉、生姜、枸杞以小火炖90分钟，再放入大白菜，大火炖30分钟后，加入盐、鸡精调味即可。

清炖鸭汤

材料： 净鸭肉250克，鸭肾1个，葱白段5克，生姜适量

调料： 油、黄酒、盐各适量

做法

①将鸭肉洗净切块；鸭肾剖开去黄皮和杂物，洗净切块。②汤锅下油烧热，入鸭块、鸭肾、葱白段、黄酒、生姜爆炒，盛入砂锅。③锅内加水，用小火炖3小时，调入盐即可。

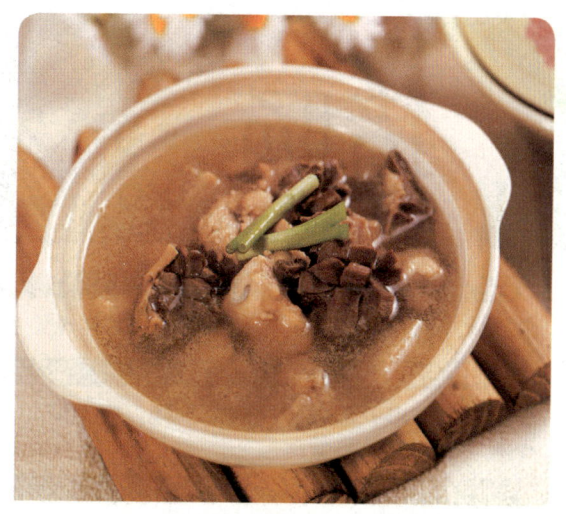

冬瓜鸭肉煲

材料： 烤鸭肉300克，冬瓜200克，枸杞5克

调料： 盐少许

做法

①将烤鸭肉斩成块，备用。②将冬瓜去皮、籽，洗净，切成小块，备用。③净锅上火，倒入适量的清水，再下入烤鸭肉、冬瓜，最后调入盐，大火煮开后，放入洗净的枸杞，转小火煲熟即可。

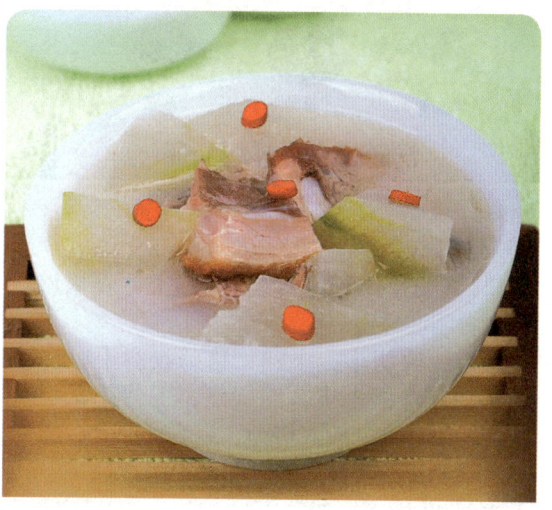

猪肠

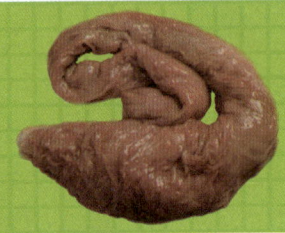

- **别名**：猪大肠
- **性味**：性微温，味甘
- **归经**：归大肠经

主打营养素

视黄醇、钠、硫胺素、钙、蛋白质、核黄素、镁等。

健胃养肠原理

中医讲究以形补形，猪肠则能补肠，有润肠、解毒的功效，可辅助治疗肠风便血、血痢、痔漏、脱肛、便秘等症。

应用指南

  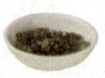 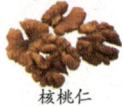

豆腐　　猪肠　　葱花　　　　　核桃仁　　熟地　　红枣

润肠排毒、缓解病症

材料：豆腐400克，猪肠100克，葱花6克，姜末、蒜末各5克

调料：盐3克，鸡精、料酒各2克，豆瓣酱10克，食用油适量

做法：豆腐切丁，氽熟；猪肠收拾干净，切细块；净锅上火，油烧热，下葱花、姜末、蒜末炒香，放入猪肠、豆腐，加盐、鸡精、料酒、豆瓣酱炒熟，即可出锅。

补脾胃、润肠道

材料：猪大肠200克，核桃仁60克，熟地30克，红枣10枚

调料：姜丝、葱末、料酒、盐各适量

做法：猪大肠洗净，沸水焯2~3分钟，捞出切块；核桃仁捣碎；红枣洗净；熟地用药袋包好；锅内加水，入猪大肠、核桃仁、药袋、红枣、姜丝、葱末、料酒，大火烧沸后小火煮45分钟后拣出药袋，调入盐即成。

火炭母猪大肠汤

材料： 火炭母50克，猪大肠500克，蜜枣6颗

调料： 盐3克，花生油适量，生粉30克

做法

①将火炭母洗净，浸泡1小时；蜜枣洗净。②猪大肠翻转，用生粉、花生油反复搓擦，去除黏液及臊臭味，洗净余水，切段。③瓦煲内加水煮沸后入所有材料，煲沸后改小火煲3小时，加盐调味即可。

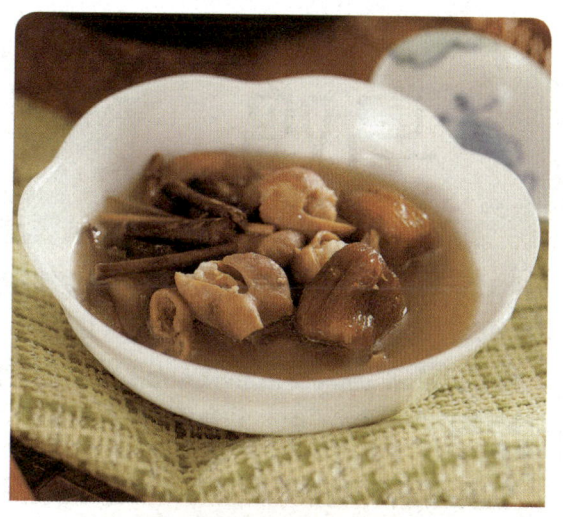

薏米猪肠汤

材料： 薏米20克，猪小肠120克，白扁豆20克，米酒5克，红椒块、葱花各适量

调料： 盐少量

做法

①将薏米、白扁豆均泡发。②将猪小肠洗净，后余烫至熟，再沥干，切小段。③将猪小肠、薏米、扁豆与清水一起放入锅中煮沸，中火续煮30分钟。④倒入红椒块、葱花、米酒、盐稍煮即可。

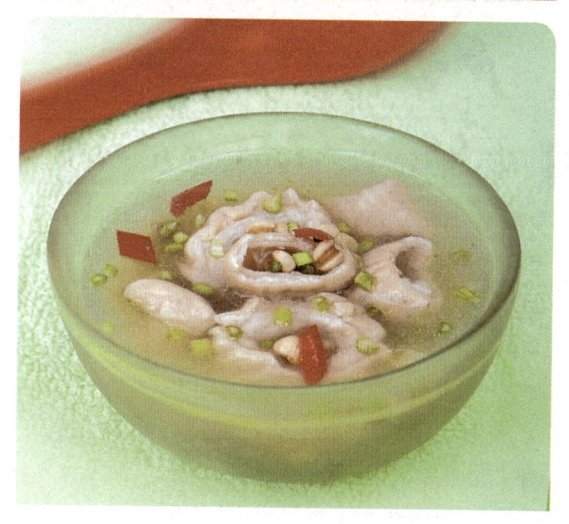

乌鸡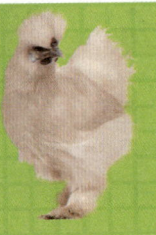

- **别名**：黑脚鸡、乌骨鸡、泰和鸡、药鸡
- **性味**：性平，味甘
- **归经**：归肝、肾经

主打营养素

氨基酸、铁、磷、钙、锌、镁、维生素B_1、烟酸、维生素E、胆固醇、脂肪。

健胃养肠原理

乌鸡是传统名贵中药材，其全身均可入药，骨、肉及内脏均有较高的药用价值，可以配制成多种成药和方剂使用，其肝具有补血益气、帮助肠道消化的作用。

应用指南

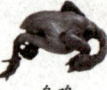 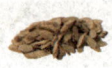 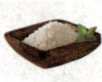

乌鸡　　黄芪　　盐

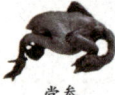

党参　　红枣　　枸杞

补气健胃，增强抗病能力

材料：当归、黄芪各25克，乌鸡腿1只

调料：盐5克

做法：将乌鸡腿洗净，剁块，放入沸水中汆烫，捞出洗净；当归、黄芪洗净；乌鸡腿、当归、黄芪一起放入锅中，加1800毫升水，以大火煮开，转小火续炖25分钟，加盐调味即成。

补血益气、帮助消化

材料：乌鸡1只，红枣、枸杞各5克，当归6克，姜片、山药、党参各10克

调料：盐3克，食用油适量

做法：将乌鸡处理干净；党参洗净切段；当归、红枣、山药、枸杞洗净；爆香姜片，加水将乌鸡焯煮后捞出；锅入清汤烧开，放入乌鸡、党参、枸杞、山药、当归、红枣，大火炖2小时，调盐即可。

参麦五味乌鸡汤

材料： 乌鸡腿100克，人参片15克，麦门冬25克，五味子10克

调料： 盐3克

做法

①将乌鸡腿洗净剁块，放入沸水中汆烫，捞起。②将鸡腿和洗净的人参片、麦门冬、五味子放入锅中，加水，以大火煮开，转小火续炖30分钟。③起锅前加盐调味即成。

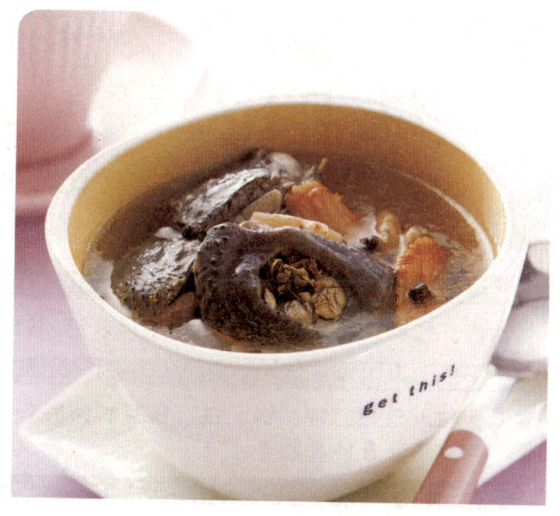

丹参三七炖鸡

材料： 三七10克，乌鸡肉250克，丹参、黄檗、秦皮各10克

调料： 盐适量

做法

①将丹参、黄檗、秦皮洗净，加适量的水煎汤去渣，取汁。②将三七洗净，切小块；鸡肉洗净，切块，二者放入锅中，倒入药汁。③小火炖约2小时至熟，加入少许盐拌匀即可。

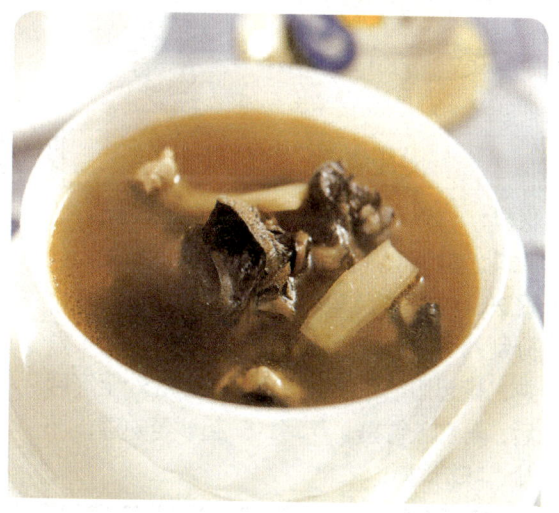

猪肚

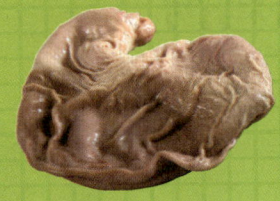

- 别名：猪胃
- 性味：性微温，味甘
- 归经：归脾、胃经

主打营养素

蛋白质、脂肪、维生素A、维生素E以及钙、钾、镁、铁。

健胃养肠原理

猪肚含有大量钙、钾、钠、镁、铁等矿物质和维生素，具有补虚损、健脾胃的功效，适用于气血虚损、身体瘦弱者。

应用指南

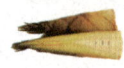 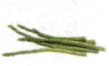 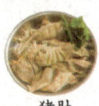 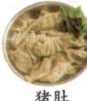 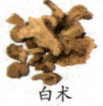 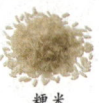

竹笋　　芦笋　　猪肚　　　　猪肚　　白术　　粳米

补虚损、健脾胃

材料：竹笋、芦笋各150克，猪肚200克

调料：盐3克，味精2克，食用油适量

做法：竹笋、芦笋分别洗净，切成斜段，分别入锅焯水；猪肚洗净，放入清水锅中煮熟，捞起切条；油烧热，下入猪肚炒至舒展后，再加入竹笋、芦笋，一起炒至熟透，加盐、味精调味。

温中和胃、补充气血

材料：猪肚500克，白术30克，黄芪15克，粳米150克，生姜片6克

调料：盐适量

做法：将猪肚翻洗干净，煮熟后切成小块；白术、黄芪洗净，一并放入锅中，加清水适量，用大火烧沸后再改用小火煎煮约1小时后，加入洗净的粳米、姜片、猪肚煮粥，至粥熟后调入盐即可食用。

生姜肉桂炖猪肚

材料： 猪肚150克，猪瘦肉50克，生姜、肉桂各5克，薏米适量

调料： 盐3克

做法

①将猪肚收拾洗净，余烫后切长条；猪瘦肉洗净后切成块。②生姜去皮洗净，用刀将姜拍烂；肉桂浸透洗净，刮去粗皮；薏米洗净。③将上述材料放入炖盅，加清水，隔水炖2小时，调入盐调味即可。

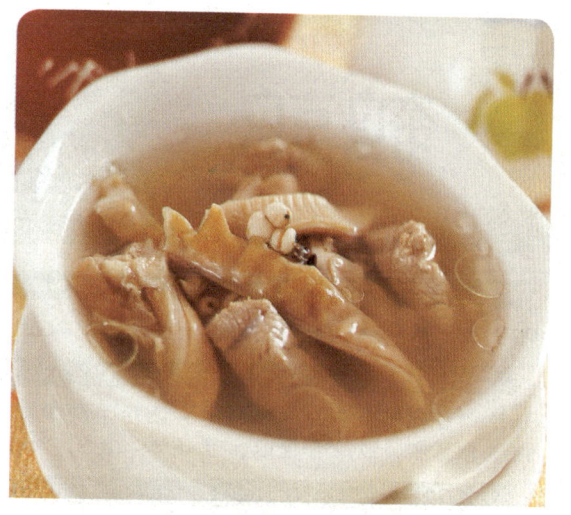

白果玉竹猪肚煲

材料： 猪肚1个，白果50克，玉竹10克，葱5克，姜片10克

调料： 胡椒粒5克，盐适量

做法

①锅上火加水、姜片煮沸，下洗净的猪肚煮10分钟后捞出，凉后切片；白果及玉竹洗净；葱洗净切段。②锅中加清水、姜片、葱段煮沸，加猪肚、玉竹、白果、胡椒，大火炖开转小火煲2小时，加盐即可。

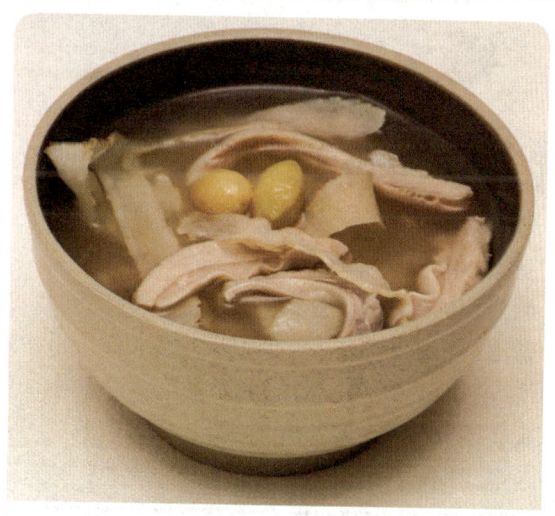

鹌鹑

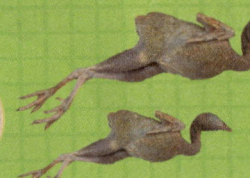

- **别名**：鹑鸟肉、赤喉鹑肉
- **性味**：性平，味甘
- **归经**：归大肠、脾、肺、肾经

主打营养素

高蛋白、低脂肪、低胆固醇，含有多种无机盐、卵磷脂、激素和多种人体必需的氨基酸。

健胃养肠原理

鹌鹑肉可健脾益胃、强壮身体，适用于脾胃虚弱、食欲不振、消化不良等症。鹌鹑肉中蛋白质含量高，脂肪含量低，可补脾、益气、健筋骨。

应用指南

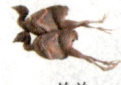 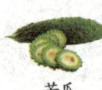 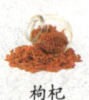

鹌鹑　　苦瓜　　枸杞

健脾益胃、强壮身体

材料：鹌鹑250克，苦瓜75克，枸杞5克，清汤适量

调料：盐少许，姜片3克

做法：将鹌鹑收拾干净，斩块汆水；苦瓜洗净去籽，切块；枸杞洗净备用；净锅上火，倒入清汤，调入盐、姜片，下入鹌鹑、苦瓜、枸杞，煲至熟即可。

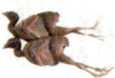 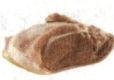 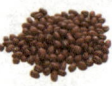

鹌鹑　　猪肉　　红豆

祛湿补脾，缓解食欲不振

材料：鹌鹑2只，猪肉100克，红豆25克，薏米、芡实各12克，生姜3片

调料：盐5克

做法：将鹌鹑洗净斩块；猪肉洗净切条；红豆、薏米、芡实淘洗干净；将上述材料放进炖盅，加沸水1000毫升，把炖盅盖上，用大火隔水炖1小时，趁热加入适量盐调味后便可服用。

艾叶煮鹌鹑

材料：鹌鹑2只，艾叶30克，菟丝子15克，川芎10克

调料：黄酒、盐、味精、麻油各适量

做法

① 将鹌鹑取肉洗净；艾叶、菟丝子、川芎分别洗净。② 砂锅中注入清水，放入艾叶、菟丝子、川芎和鹌鹑，烧开后，捞去浮沫，加入黄酒和盐，小火炖至熟烂，下味精，淋麻油即可。

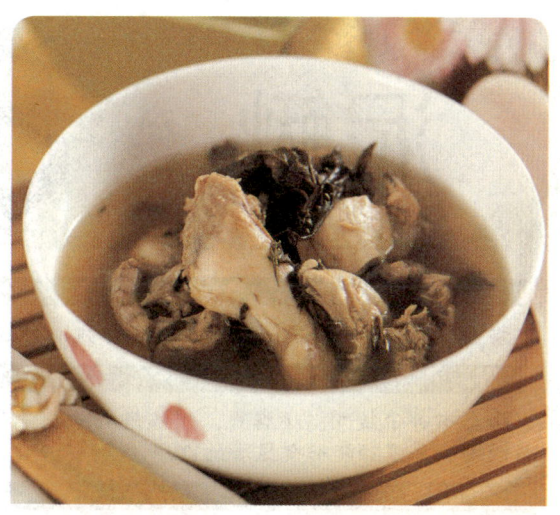

银杏炒鹌鹑

材料：银杏50克，鹌鹑150克，青椒、红椒各80克，姜末、葱段各10克，蘑菇少许

调料：盐4克，白糖1克，水淀粉5克，食用油适量

做法

① 将鹌鹑取肉洗净切丁，用盐、水淀粉腌渍；青椒、红椒、蘑菇洗净切丁；银杏洗净蒸透。② 油锅爆香姜末，入鹌鹑、蘑菇、银杏、青椒、红椒，调入盐、白糖、葱段爆香。③ 用水淀粉勾芡即成。

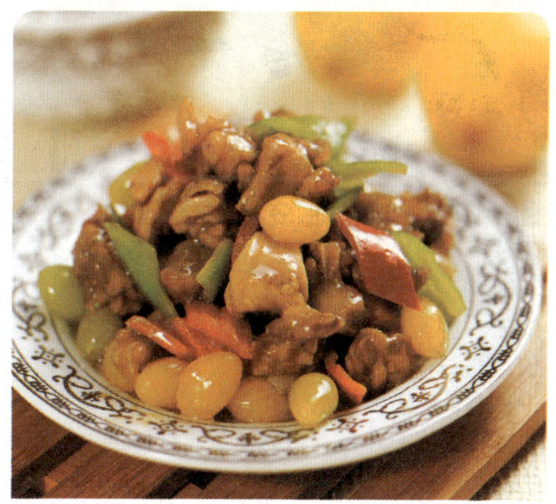

泥鳅

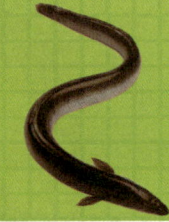

- **别名**：鳅鱼、黄鳅
- **性味**：性平，味甘
- **归经**：归脾、肝经

主打营养素

高蛋白、低脂肪，含有一种有利于人体抗血管衰老的不饱和脂肪酸。

健胃养肠原理

泥鳅具有补中益气、暖脾胃、疗痔疮之功效，泥鳅肉含有40种以上的氨基酸，对人体的肠胃代谢和免疫功能都有显著的作用。

应用指南

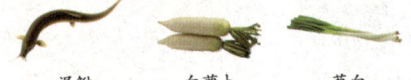

补中益气、暖脾胃

材料：泥鳅650克，白萝卜200克

调料：盐3克，食用油、辣椒油、辣椒粉、红椒丝、葱丝各适量

做法：泥鳅收拾干净；白萝卜洗净切片，放入锅底；泥鳅入锅炸至金黄，捞出放入锅中；锅置火上，加水烧开，加辣椒油、辣椒粉，转小火焖熟，调入盐，撒上红椒丝、葱丝煮熟即可。

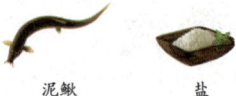

补血和胃，改善代谢功能

材料：泥鳅200克

调料：盐3克，食用油适量

做法：将泥鳅收拾干净，洗净，放入油锅中，煎至透黄，再加入适量水，炖煮至肉熟，调入盐稍煮后出锅，佐膳即可食用。

泥鳅红枣汤

材料： 泥鳅300克，红枣100克，生姜5克
调料： 盐3克，味精3克

做法

① 将泥鳅宰杀，收拾干净，洗净。② 将红枣泡发，再洗净。③ 将生姜洗净，切丝。④ 锅中加水，下入红枣炖煮，再入泥鳅、姜丝煮约10分钟至熟。⑤ 待汤品煮熟后，调入盐、味精，拌匀入味即可。

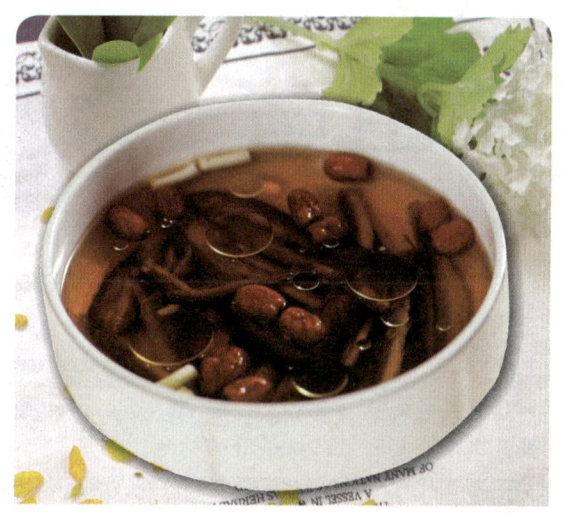

沙参泥鳅汤

材料： 泥鳅250克，猪瘦肉100克，沙参20克，北芪10克，红枣3颗
调料： 盐适量

做法

① 将泥鳅收拾干净，用沸水略烫；猪肉切片。② 烧锅下油，将泥鳅煎至金黄色，捞起。③ 将剩下的材料洗净，红枣泡发，放入烧开水的瓦煲内，再入泥鳅，大火煲滚，改用小火煲2小时，加盐调味即可。

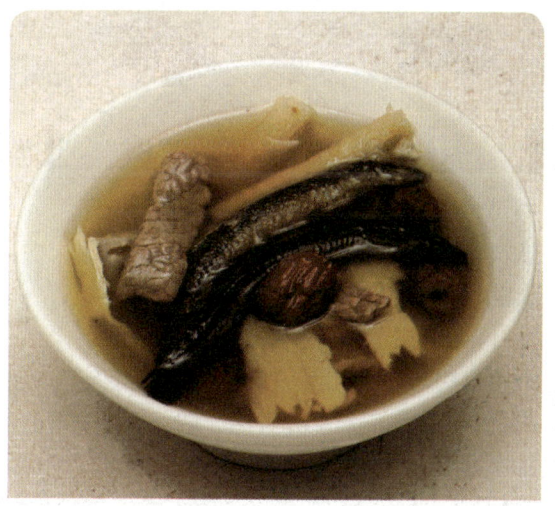

甲鱼

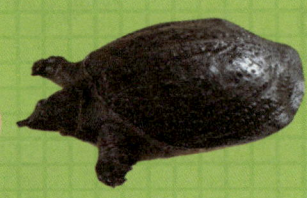

- 别名：鳖、团鱼、元鱼、水鱼、脚鱼、王八
- 性味：性平，味甘
- 归经：归肝经

主打营养素

蛋白质、无机盐、维生素A、维生素B_1、维生素B_2、烟酸、碳水化合物和脂肪。

健胃养肠原理

甲鱼具有益气补虚等功效，对预防和抑制胃癌等功效显著。甲鱼浑身是宝，还可入药，其背壳有滋阴补阳、散结平肝的功效。

应用指南

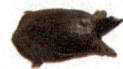 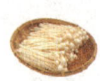 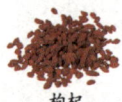 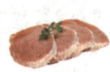 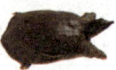

甲鱼　　金针菇　　枸杞　　　　苹果2　　猪肉　　甲鱼

益气补虚，预防、抑制胃癌

材料：甲鱼1只，金针菇150克，枸杞少许
调料：盐4克，味精3克
做法：将甲鱼宰杀洗净，取肉切成小块；金针菇、枸杞洗净备用；锅中加水烧沸，下入甲鱼块汆去血水后，捞出，再与金针菇、枸杞、清水入锅煮40分钟后，调入盐、味精即可食用。

滋阴补阳，改善肠胃病症

材料：苹果2个，甲鱼1只，猪肉100克，龙骨200克，姜片、葱段各适量
调料：盐适量
做法：将苹果去皮、籽，洗净切瓣；猪瘦肉洗净切块；龙骨剁块；锅上火加水、姜片、葱段，大火煮开，入收拾干净的甲鱼焯烫后捞出；砂锅上火入甲鱼、猪肉、龙骨、苹果，大火炖开转小火炖90分钟，调入盐。

阿胶淮杞炖甲鱼

材料： 甲鱼1只，清鸡汤700毫升，山药15克，枸杞6克，生姜1片，阿胶20克

调料： 绍酒5毫升，盐适量

做法

① 将甲鱼宰杀洗净，切块，氽水，去血污；山药、枸杞洗净。② 将甲鱼肉、清鸡汤、山药、枸杞、生姜、绍酒置于炖盅，入锅，中火隔水炖2小时，加阿胶后再用小火炖30分钟，再调入盐即可。

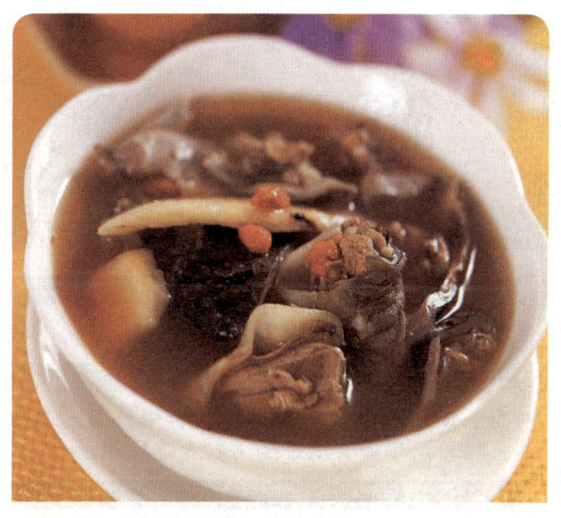

虫草红枣炖甲鱼

材料： 甲鱼1只，冬虫夏草10枚，红枣10颗，葱段、姜片、鸡汤各适量

调料： 盐适量

做法

① 将甲鱼收拾干净；冬虫夏草洗净；红枣泡发。② 将甲鱼放入锅内煮沸捞出，割开四肢，剥去腿油，洗净入锅。③ 加入虫草、红枣、盐、葱段、姜片、鸡汤炖2小时，去葱、姜后加盐即成。

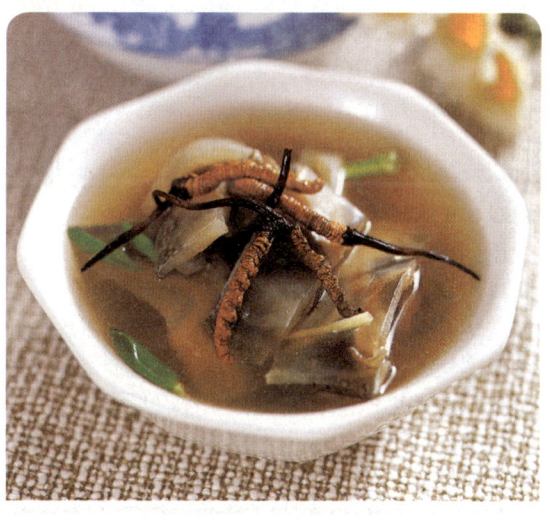

鲫鱼

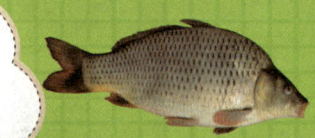

- **别名**：鲋鱼
- **性味**：性平，味甘
- **归经**：归脾、胃、大肠经

主打营养素

蛋白质、脂肪、多种维生素及钙、铁、锌、磷等矿物质。

健胃养肠原理

鲫鱼有健脾利湿、活血通络、和中开胃、温中下气的药用价值，对肾脾虚弱、水肿、溃疡、糖尿病患者有很好的滋补食疗作用。

应用指南

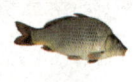 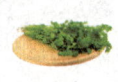 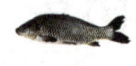 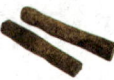

鲫鱼　鸡蛋　香菜　　　鲫鱼　淮山　芡实

和中开胃、补充营养

材料：鲫鱼2条，鸡蛋4个，红椒丁少许，葱花、香菜段各少许

调料：盐3克

做法：将鲫鱼收拾干净后，用盐腌渍30分钟；鸡蛋磕入碗中，加适量清水、盐拌匀，蒸至六成熟后取出；将红椒丁撒在鲫鱼上，入锅蒸熟后取出，撒上香菜段、葱花，倒入鸡蛋即可。

健脾利湿、活血通络

材料：芡实、淮山各15克，鲫鱼1条，姜3片

调料：盐、食用油各适量

做法：将鲫鱼去鳞、鳃及内脏，洗净，放盐、姜稍腌；用少许食油在锅内烧热，下入鲫鱼煎至淡黄色，然后与洗净的芡实、淮山同放入砂锅内，加适量清水，煲1小时，以盐调味即可。

茯苓冬瓜鲫鱼汤

材料：茯苓25克，红枣10颗，枸杞15克，鲤鱼450克，冬瓜200克，姜3片

调料：盐5克

做法
① 将茯苓、红枣洗净，备用。② 鲤鱼收拾干净，去骨、刺，取鱼肉切片。③ 冬瓜洗净，去皮、瓤，切块，和姜片、鱼骨、茯苓、红枣加水入锅，用小火煮至冬瓜熟透，入鱼片、枸杞，转大火煮沸，加盐调味即可。

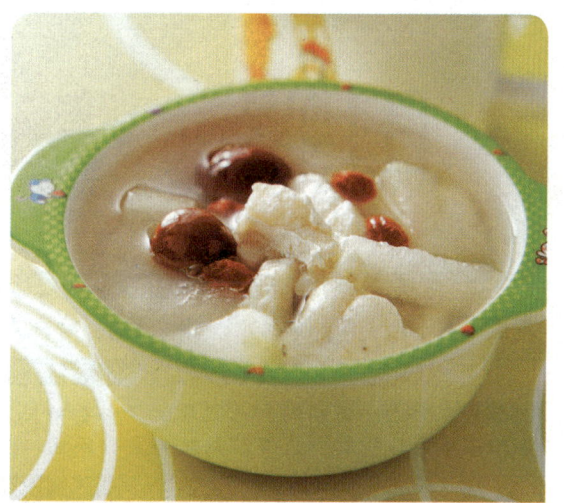

山楂山药鲫鱼汤

材料：鲫鱼1条，山楂30克，山药25克，生姜适量

调料：盐、味精各适量

做法
① 将鲫鱼收拾干净，切块；山楂洗净；山药去皮，洗净，切块；生姜洗净切片。
② 起油锅，用姜爆香，下鱼块稍煎取出。
③ 把全部材料入锅，加水大火煮沸，小火煮2小时后去姜片，用盐、味精调味即可。

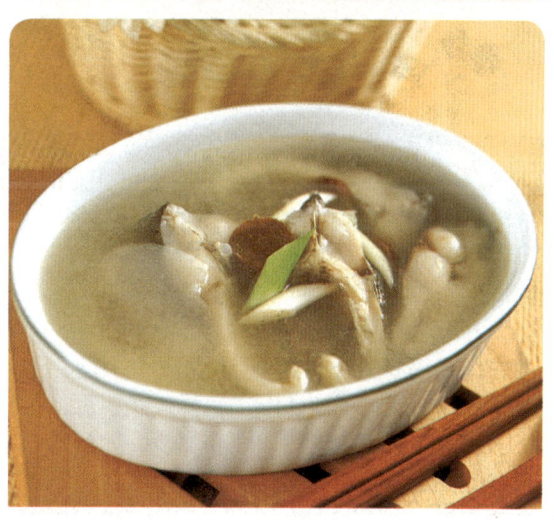

田螺

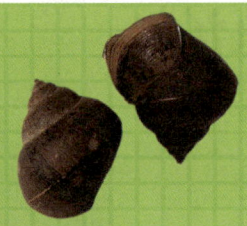

- 别名：黄螺、田中螺
- 性味：性寒，味甘
- 归经：归脾、胃、肝、大肠经

主打营养素

基酸、碳水化合物、矿物质、维生素A、维生素B_1、维生素B_2、维生素D。

健胃养肠原理

田螺是高蛋白、低脂肪、高钙质的天然动物性保健食品，性寒、味甘、无毒，可辅助治疗细菌性痢疾、脱肛、胃痛、胃酸等多种疾病。

应用指南

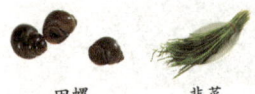

田螺　　韭菜　　干辣椒

 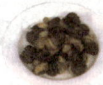 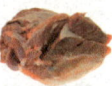

车前子　　田螺　　瘦猪肉

开胃健脾、补充营养

材料： 田螺800克，韭菜200克，干辣椒段、蒜蓉各适量

调料： 白糖、红油、鲜汤、盐、醋、鸡精、食用油各适量

做法： 将田螺入水吐尽泥沙后洗净氽烫；韭菜洗净切段；干辣椒段、蒜蓉入锅煸香，下田螺、白糖、盐、醋、红油翻炒，加鲜汤焖煮，放韭菜炒匀，加鸡精调味即可。

防治痢疾、脱肛、胃痛

材料： 板蓝根、车前子、大枣各15克，白蔻仁8克，田螺80克，瘦猪肉100克

调料： 盐适量

做法： 将板蓝根、白蔻仁、车前子、大枣洗净；田螺入水漂去污泥，氽烫取螺肉；猪瘦肉洗净切块；所有材料入瓦煲，加水煮沸，改小火煲2小时，放入碎白蔻仁再煮10分钟，加盐调味。

金针菇螺肉汤

材料：猪瘦肉300克，金针菇50克，芹菜少许，田螺适量

调料：盐、鸡精各3克

做法

① 将猪瘦肉洗净切块；金针菇洗净浸泡；芹菜洗净切段；田螺洗净取肉。② 猪瘦肉、田螺肉放沸水中氽去血水后捞出。③ 锅中注水烧沸，入猪瘦肉、金针菇、芹菜、田螺肉慢炖2小时，调入盐和鸡精即可。

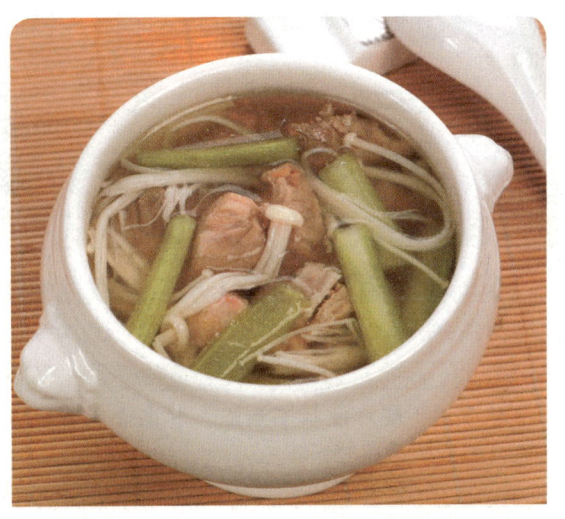

猴头菇螺肉汤

材料：螺肉、猴头菇各50克，淮山、五味子、豆蔻仁、鱼腥草、黄芪、桂圆肉各10克，玉竹适量

调料：盐5克

做法

① 将猴头菇泡发洗净，切块。② 螺肉用盐搓洗干净。③ 其余材料洗净，装纱布袋后入锅，加水，大火煲沸后用小火煲2小时，去纱布袋后加盐调味即可。

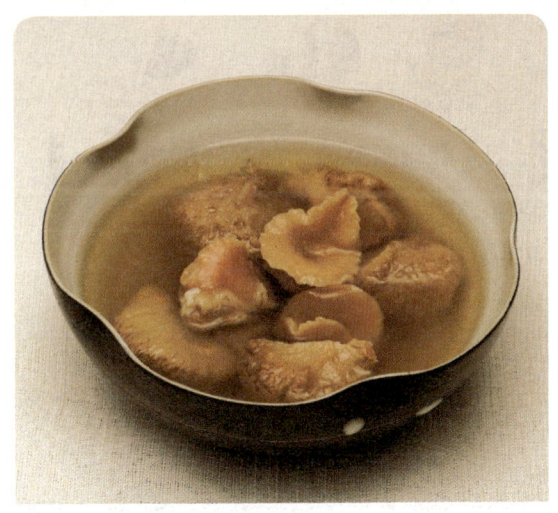

桑葚

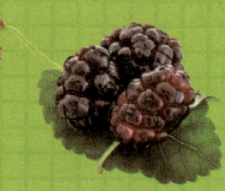

- **别名**：桑实、乌椹、黑椹、桑枣、桑果
- **性味**：性寒，味甘
- **归经**：归心、肝、肾经

主打营养素

活性蛋白、维生素、氨基酸、胡萝卜素、矿物质、鞣质、苹果酸、尼克酸。

健胃养肠原理

桑葚可用于肠燥便秘等病症，其所含营养成分可刺激肠黏膜，促使肠液分泌，加强肠蠕动，从而防治便秘。

应用指南

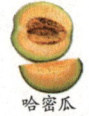 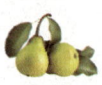

哈密瓜　　　梨　　　桑葚

 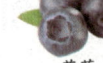 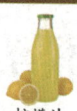

桑葚　　　蓝莓　　　柠檬汁

刺激肠黏膜，加强肠蠕动

材料：青梅2个，哈密瓜50克，梨1个，桑葚50克，山竹1个，沙拉酱1大匙

做法：将青梅洗净去核，切成片；哈密瓜洗净去皮、瓤，切块；桑葚洗净；梨洗净去皮、核，切块；山竹去皮，取肉掰成块；将备好的所有水果拌入沙拉酱，即可食用。

开胃健脾，改善肠燥便秘

材料：桑葚100克，蓝莓70克，柠檬汁30毫升，水100毫升

做法：将桑葚用水洗净，备用；蓝莓洗净，备用；把蓝莓、桑葚、柠檬汁和水放入果汁机内，搅打均匀，最后把果汁倒入杯中，即可饮用。

桑葚杨梅汁

材料： 桑葚80克，青梅40克，杨桃5克
调料： 凉开水、冰糖各适量

做法

① 将桑葚洗净；青梅洗净，去皮。② 杨桃洗净后切块。③ 将桑葚、青梅、杨梅、凉开水放入果汁机中，启动果汁机，搅打成汁，加入适量冰糖即可。

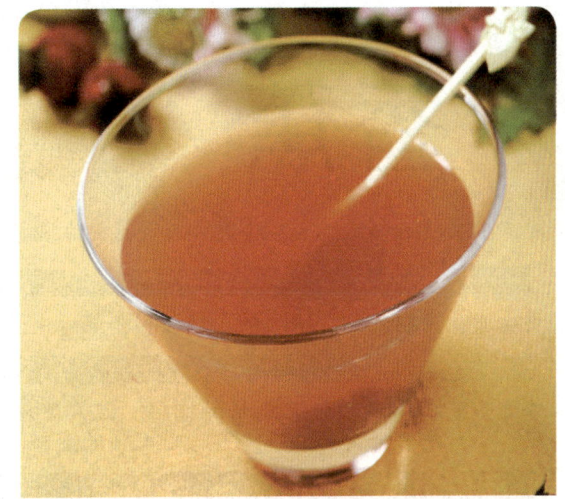

桑葚黑豆汁

材料： 桑葚50克，黑豆150克

做法

① 将桑葚洗净备用；黑豆洗净后，用水浸泡约1小时至泡软。② 将桑葚与黑豆一起放入豆浆机中，并加入适量凉开水，搅打煮沸成汁。③ 将搅打好的汁液过滤，装入干净的杯中即可。

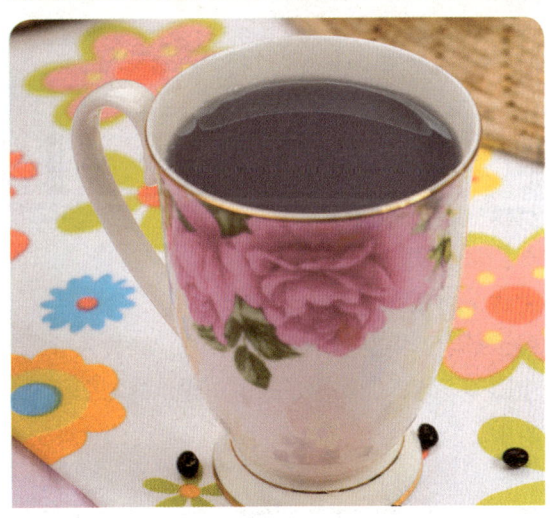

香蕉

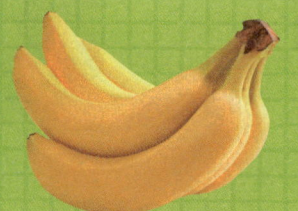

- **别名**：蕉果
- **性味**：性寒，味甘
- **归经**：归脾、胃、大肠经

主打营养素

蛋白质、果胶、钙、磷、铁、胡萝卜素、维生素B_1、维生素B_2、维生素C、粗纤维。

健胃养肠原理

香蕉有刺激胃黏膜细胞生长的作用，使胃壁得到保护，进而起到预防和治疗胃溃疡的作用。香蕉所含的食物纤维，可刺激大肠的蠕动，使大便通畅。

应用指南

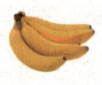 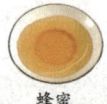 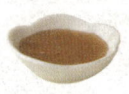 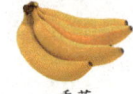 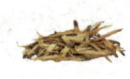

香蕉　　蜂蜜　　麦芽糖　　　　香蕉　　冰糖　　甘草

健胃消食、保护胃壁

材料：香蕉150克，麦草汁320克，麦芽糖5克，蜂蜜5克

做法：将香蕉去皮，取果肉，切均匀的小段，备用；将麦草汁、蜂蜜、麦芽糖放入碗中搅拌均匀；加入切好的香蕉段，拌匀即可食用。

刺激大肠蠕动，润肠通便

材料：香蕉1根，冰糖、甘草各适量

做法：将甘草洗净，备用；取香蕉去皮，取果肉，切段，待用；取干净的碗，加入冰糖、甘草适量；锅中注入适量清水，把装有冰糖、甘草的碗放入锅中，隔水蒸透，再将切好的香蕉段倒入碗中，拌匀即可。

香蕉牛奶汁

材料： 香蕉1根，牛奶50毫升，火龙果100克

做法

① 将香蕉去皮，切成段，备用；火龙果去皮，切成小块备用。② 将火龙果与牛奶、香蕉一起放入榨汁器中，搅打成汁。③ 最后将榨汁器所制得的香蕉牛奶汁倒入杯中，拌匀即可。

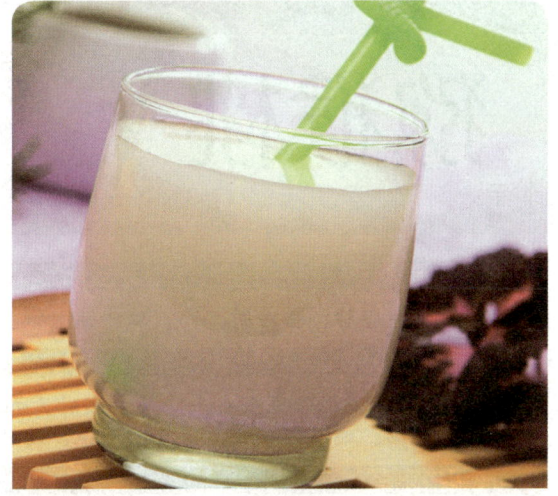

西瓜香蕉汁

材料： 西瓜70克，香蕉1根，菠萝70克，苹果半个

调料： 蜂蜜30克

做法

① 将西瓜洗净，去皮、籽，切块。② 香蕉去皮后切成小块；菠萝去皮后洗净，切成小块；苹果洗净，取肉，切块。③ 将所有材料与蜂蜜一起放入搅拌机，高速搅打均匀即可。

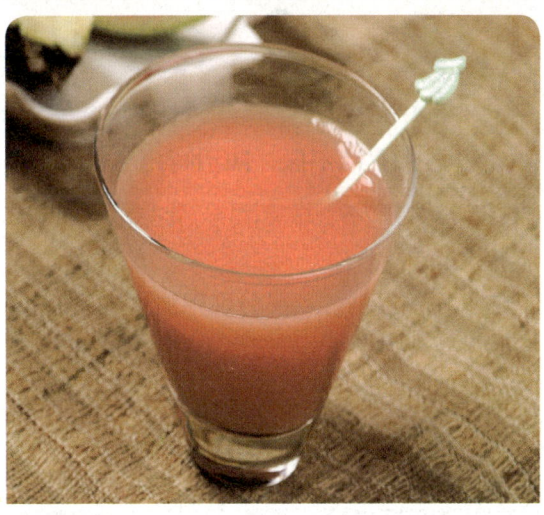

猕猴桃

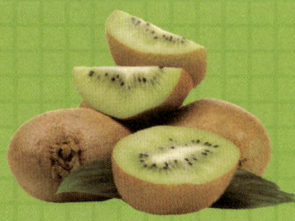

- **别名**：狐狸桃、野梨、洋桃、藤梨、猴仔梨
- **性味**：性寒，味甘、酸
- **归经**：归胃、膀胱经

主打营养素

多种维生素、脂肪、蛋白质、钙、磷、铁、镁、果胶。

健胃养肠原理

猕猴桃中维生素C的含量在水果中是最高的，而维生素C能阻断致癌物亚硝酸胺的形成。猕猴桃还有解热、通淋之功效，对食欲不振、痔疮等有良好的改善作用。

应用指南

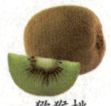 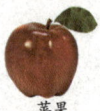 

猕猴桃　　苹果　　柠檬

 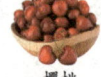 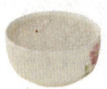

猕猴桃　　樱桃　　大米

改善食欲不振，防治痔疮

材料：猕猴桃2个，苹果1/2个，柠檬1/3个，温开水50克

做法：将猕猴桃、苹果分别用清水洗净，去除果皮，切成大小均匀合适的小块，柠檬洗净，取肉榨汁；把猕猴桃、苹果、柠檬汁和温开水一起搅匀，冷藏即可饮用。

补充维生素C，预防癌症

材料：猕猴桃30克，樱桃少许，大米80克

调料：白糖11克

做法：将大米洗净，再放在清水中浸泡半小时；猕猴桃去皮洗净，切小块；樱桃洗净，切块；锅置火上，注入清水，放入大米煮至米粒绽开后，放入猕猴桃、樱桃同煮，改用小火煮至粥成后，调入白糖入味即可。

三果综合汁

材料： 无花果1个，猕猴桃1个，苹果1个
调料： 冰糖适量

做法

① 将无花果去皮，洗净；猕猴桃洗净，去皮，切块；苹果洗净，去皮、核，切块。
② 将无花果、猕猴桃、苹果一起放入搅拌机中，搅打出果汁即可，依据个人口味，可加冰糖调味。

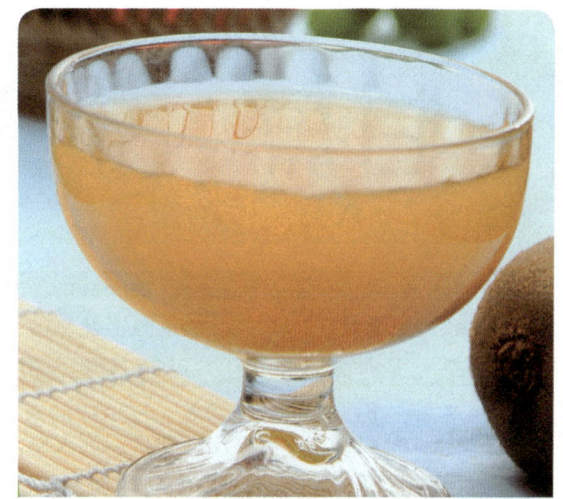

桑葚猕猴桃奶

材料： 桑葚80克，猕猴桃1个，牛奶150毫升

做法

① 将桑葚清洗干净；猕猴桃洗干净，去掉外皮，去果肉切成适合的块。② 将桑葚块、猕猴桃放入果汁机内，加入牛奶，搅打均匀即可。

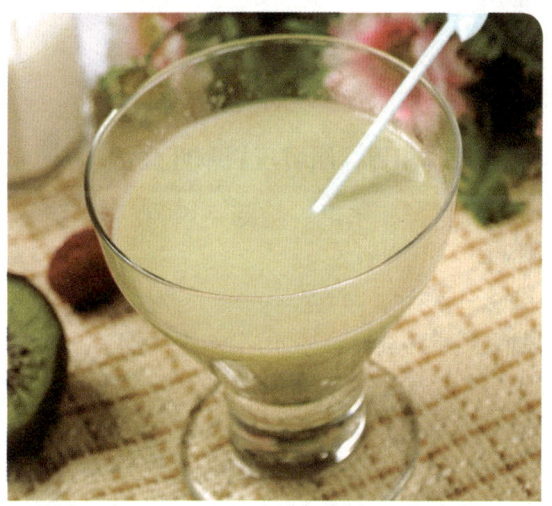

甘蔗

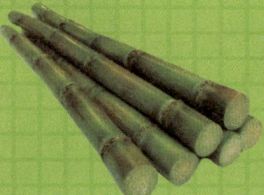

- **别名**：薯蔗、糖蔗、黄皮果蔗
- **性味**：性凉，味甘
- **归经**：归肺、脾、胃经

主打营养素

糖、果胶、葡萄糖、丙氨酸、缬氨酸、丝氨酸、苹果酸、柠檬酸。

健胃养肠原理

甘蔗有清热、下气、润燥等功效，可以缓解反胃呕吐、大便燥结等病症。《名医别录》亦云："（甘蔗）主下气和中、助脾胃、利大肠。"

应用指南

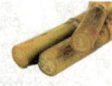 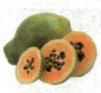
甘蔗　　木瓜　　马蹄

 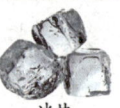
西红柿　　甘蔗　　冰块

健脾和胃，缓解反胃呕吐症状

材料：甘蔗、木瓜、马蹄各100克，猪蹄200克
调料：姜2片，盐4克
做法：猪蹄洗净，汆水后捞出；甘蔗、马蹄、木瓜分别洗净，取肉切块；锅中放入猪蹄滚开后，放入姜片煲40分钟，放入甘蔗、马蹄、木瓜煲熟，最后调入盐即可。

清热润肠，防治大便燥结

材料：西红柿100克，甘蔗汁1杯，冰块少许
做法：将西红柿清洗干净，去皮，切成均匀的小块；将准备好的西红柿块，甘蔗汁以及冰块倒入榨汁机内，启动榨汁机按钮，搅打2分钟即可饮用。

西红柿甘蔗包菜汁

材料： 西红柿、包菜各100克，甘蔗汁1杯
调料： 冰块少许

做法

①将西红柿用清水洗净，去皮，切成大小均匀的小块。②将包菜用清水洗净，撕成片。③将准备好的西红柿块、包菜片、甘蔗汁以及冰块全部倒入榨汁机内，按下开关，搅打2分钟左右，即可饮用。

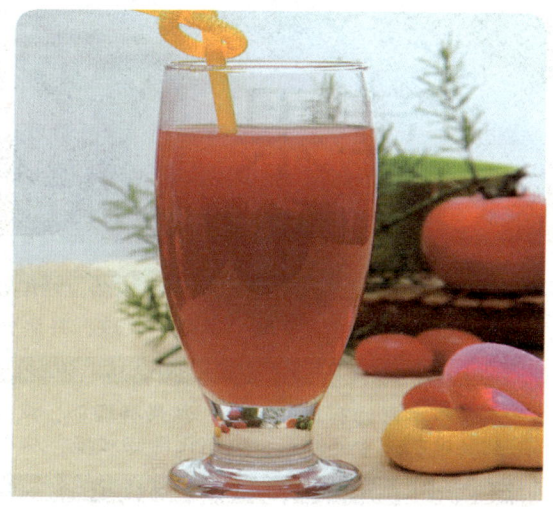

甘蔗姜汁

材料： 甘蔗200克，姜15克

做法

①将甘蔗洗净，去皮，切成小块。②姜洗净，切小块，然后和切好的甘蔗一同放入榨汁机中，启动榨汁机，榨出汁水。③将果汁倒入备好的干净的杯中，即可饮用。

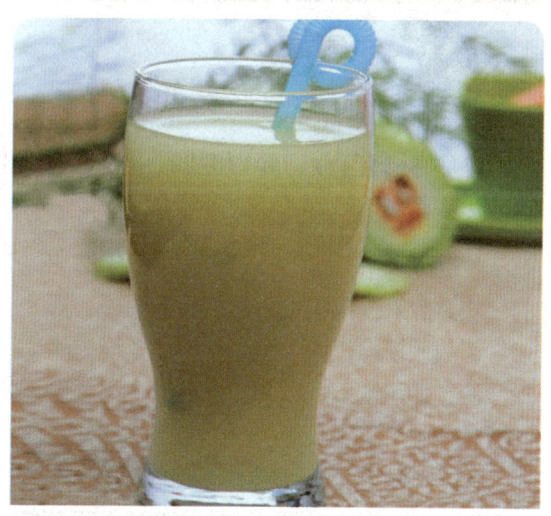

苹果

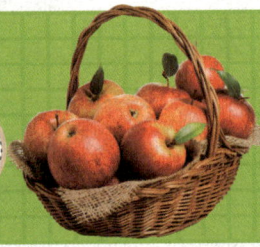

- **别名**：频婆、奈、沙果、林檎
- **性味**：性凉，味甘、微酸
- **归经**：归脾、肺经

主打营养素

苹果酸、柠檬酸、酒石酸、鞣酸、果胶、纤维素、B族维生素、维生素C及微量元素。

健胃养肠原理

苹果含有丰富的有机酸，可刺激胃肠蠕动，促使大便通畅。另一方面，苹果含有果胶，能抑制肠道不正常的蠕动，使消化活动减慢，从而抑制轻度腹泻。

应用指南

 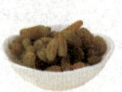 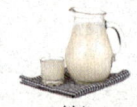

苹果　　葡萄干　　鲜奶

补充营养、养胃健肠

材料：苹果1个，葡萄干30克，鲜奶200克

做法：将苹果洗净，去皮与核，切成均匀的小块，放入搅拌机中；然后将葡萄干、鲜奶一起放入搅拌机中，启动搅拌机，搅匀滤除汁液，即可饮用。

苹果　　红糖

增强体质、缓解腹痛

材料：鲜苹果1个

调料：红糖适量

做法：将苹果洗净，去皮、核，切块备用；将切好的苹果块放入碗内；将装有苹果块的碗移入锅内蒸熟，再加入红糖调味即可。

苹果大米羹

材料： 山楂干20克，苹果50克，大米100克，葱花少许
调料： 冰糖5克
做法

① 将大米淘洗干净，用清水浸泡；苹果洗净，取肉切小块；山楂干用温水稍泡后洗净。② 锅置火上，放入大米，加水煮至八成熟。③ 再放入苹果、山楂干煮至米烂，放入冰糖熬溶后调匀，撒上葱花即可食用。

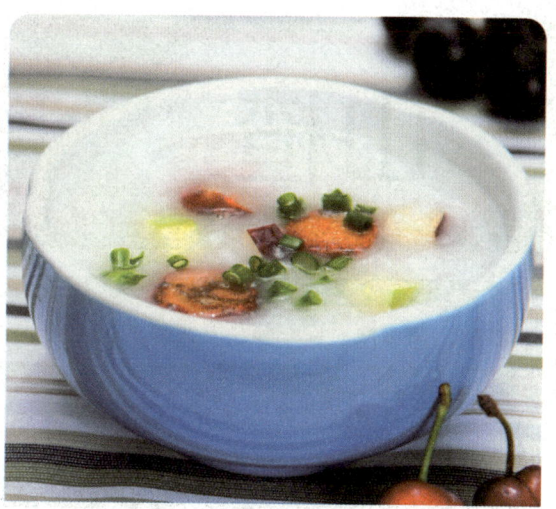

石榴苹果汁

材料： 石榴、苹果、柠檬各1个
调料： 冰块适量
做法

① 将石榴用清水洗净，剥开皮，取出果实，备用。② 将苹果用清水洗净，去皮、核，切块，备用；柠檬洗净，取肉切块。③ 将苹果、石榴、柠檬一起放进榨汁机榨汁，依个人口味，可加适量冰块。

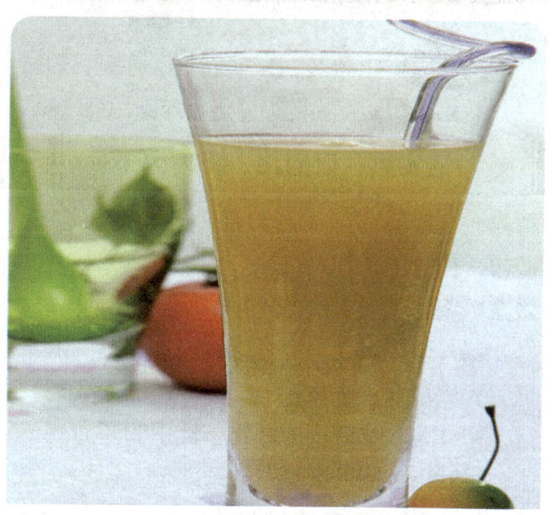

山楂

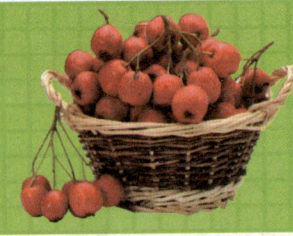

- 别名：映山红果、酸查
- 性味：性微温，味酸、甘
- 归经：归脾、胃、肝经

主打营养素

山楂酸、酒石酸、柠檬酸、苹果酸、维生素C。

健胃养肠原理

山楂可以促进胃液分泌，具有消积化滞、收敛止痢、活血化瘀等功效，还可以促消化、去胃火。

应用指南

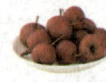 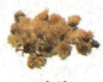 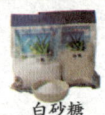

山楂　　菊花　　白砂糖

清实热、促消化、降胃火

材料： 红茶包1袋，菊花10克，山楂15克
调料： 白砂糖少许
做法： 将菊花、山楂洗净，沥干；锅洗净，倒入适量清水，烧开后，加入菊花、山楂，大火烧开，小火续煮10分钟；加入红茶包，待红茶入味，用滤网将茶汁里的药渣滤出，起锅前，拌入适量白砂糖即可。

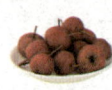

山楂　　红糖

消积化滞，保护胃黏膜

材料： 山楂10克
调料： 红糖10克
做法： 先将山楂洗净，去核切块；把山楂研末放入杯中，再加入适量红糖，用开水冲服即可，每日3次。

山楂麦芽猪腱汤

材料： 猪腱、山楂、麦芽各适量
调料： 盐2克，鸡精3克

做法

① 将山楂洗净，切开去核；麦芽洗净；猪腱洗净，斩块。② 锅上水烧开，将猪腱氽去血水，取出洗净。③ 瓦煲内注水，用大火烧开，下入猪腱、麦芽、山楂，改小火煲2.5小时，加盐、鸡精调味即可。

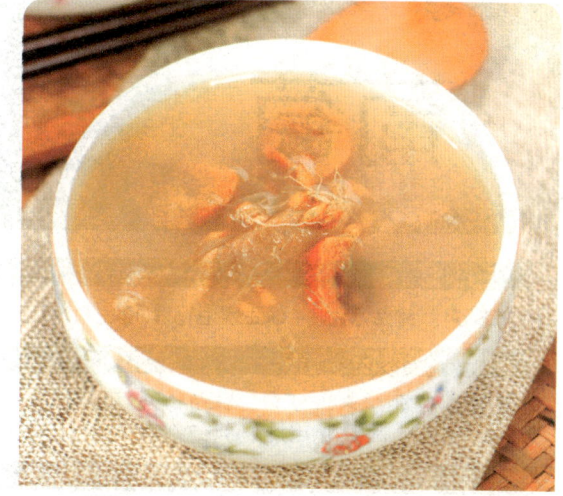

银耳山楂粥

材料： 银耳30克，山楂20克，大米80克
调料： 白糖5克

做法

① 将大米用冷水浸泡半小时后，洗净，捞出，沥干水分备用。② 锅置火上，放入大米，倒入适量清水煮至米粒开花。③ 放入洗净、泡发的银耳、山楂同煮片刻，待粥至浓稠状时，调入白糖拌匀即可。

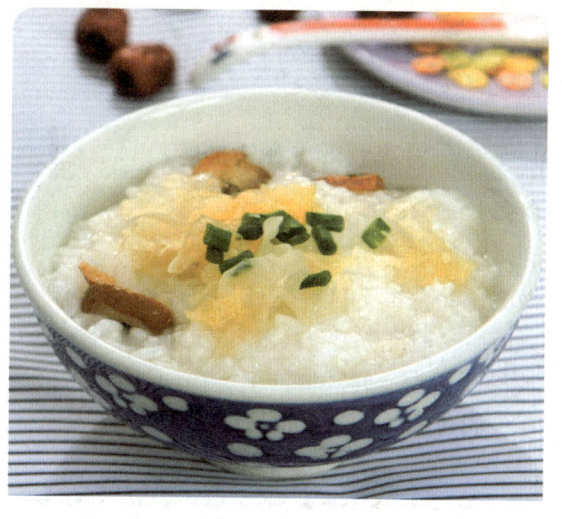

葡萄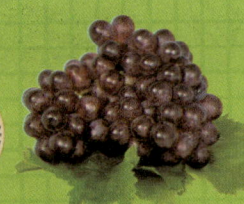

- **别名**：草龙珠、山葫芦、蒲桃
- **性味**：性平，味甘、酸
- **归经**：归肺、脾、肾经

主打营养素

胡萝卜素、维生素B_1、维生素B_2、烟酸、维生素C、酒石酸、草酸、柠檬酸、苹果酸。

健胃养肠原理

葡萄营养丰富，味甜可口，主要含有葡萄糖，极易被人体吸收，同时还富含多种矿物质元素和维生素，适量食用能和胃健脾，对身体大有裨益。

应用指南

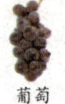 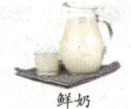 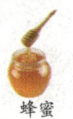 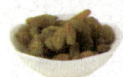

葡萄　　鲜奶　　蜂蜜　　　　　　葡萄干　　红枣

补充营养、和胃健脾

材料：葡萄150克，鲜奶15克
调料：蜂蜜5克
做法：将葡萄洗净，去皮、籽；将鲜奶倒入碗中，搅打至起泡；将葡萄、鲜奶一起倒入榨汁机中，启动榨汁机，榨出汁水，装杯，加入蜂蜜拌匀，即可饮用。

补血养胃、缓解病症

材料：葡萄干30克，红枣15克
做法：将葡萄干洗净；红枣去核，洗净；锅中加适量的水，用大火烧开，再放入葡萄干和红枣，煮至枣烂即可。

葡萄豆浆

材料: 黄豆50克,葡萄40克
调料: 白糖5克

做法

① 将黄豆加水泡至发软,捞出洗净;葡萄洗净,去皮、籽,备用。② 将上述材料放入豆浆机中,加入适量凉开水,启动榨汁机搅打成豆浆,煮熟。③ 滤出葡萄豆浆,最后加入白糖拌匀,即可饮用。

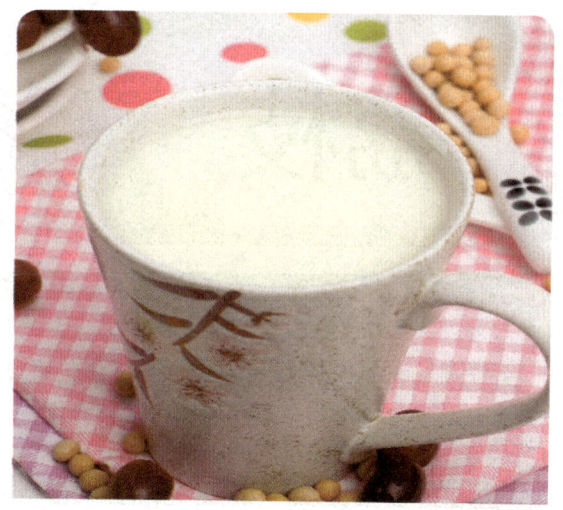

葡萄哈密瓜汁

材料: 哈密瓜150克,葡萄70克
调料: 蜂蜜适量

做法

① 将哈密瓜洗净后,去皮,去籽,切成均匀的小块;葡萄洗净,取肉倒入榨汁机中,榨出汁水,备用。② 把哈密瓜、葡萄汁和蜂蜜倒在杯中,一起搅匀即可。

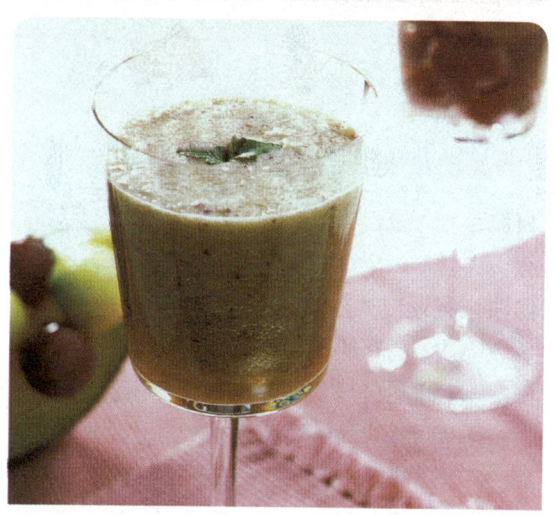

荔枝

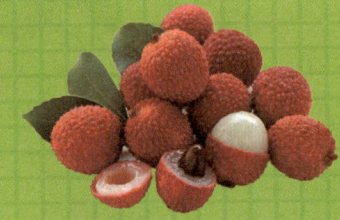

- **别名**：妃子笑、丹荔
- **性味**：性热，味甘
- **归经**：归心、脾经

主打营养素

葡萄糖、果糖、蔗糖、苹果酸、柠檬酸、蛋白质、维生素A、B族维生素、维生素C。

健胃养肠原理

鲜荔枝能和胃平逆；干荔枝水煎或煮粥食用，有健脾胃的功效。荔枝还能降逆，是顽固性呃逆及五更泄者的食疗佳品。

应用指南

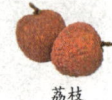 

荔枝　　菠萝　　橙子

 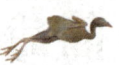

荔枝　　百合　　鹌鹑

健脾胃、降呃逆

材料：荔枝200克，菠萝50克，橙子1个，苹果少许

做法：将荔枝剥去外皮；菠萝取肉，洗净，切成小块；橙子去皮、核，切成小块；苹果洗净削去部分外皮，留下的外皮刻上花饰，再将所有备好的材料摆入盘中，即可食用。

补脾健中，增强体质

材料：荔枝肉15克，百合30克，鹌鹑2只
调料：盐、味精各适量

做法：将鹌鹑宰杀后，去毛和内脏，清洗干净，取肉与洗净的荔枝、百合同放在碗内；锅中加入适量沸水，再把碗放笼上隔水炖熟，加盐、味精调味后即可饮汤食肉。

荔枝桂圆汁

材料： 新鲜荔枝200克，干桂圆肉50克，鲜奶200毫升

做法

①将荔枝去壳，去核，取肉备用。②将干桂圆肉洗净，放在碗内，再用少量开水泡10分钟，备用。③将荔枝肉、泡好的桂圆肉、鲜奶一起放入榨汁机中，搅打均匀，倒入杯中，即可饮用。

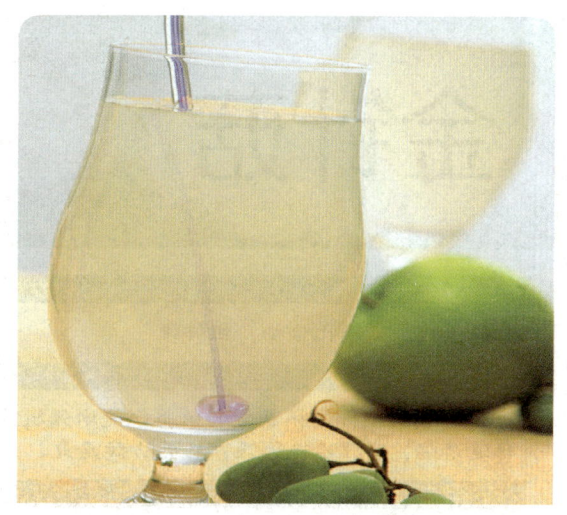

荔枝酸奶

材料： 荔枝8个，酸奶200毫升

做法

①将荔枝去壳与籽，取果肉，用清水洗净，备用。②将准备好的荔枝肉放入榨汁机中，榨出果汁，倒入杯中。③最后往装有果汁的杯中倒入酸奶，搅匀后饮用。

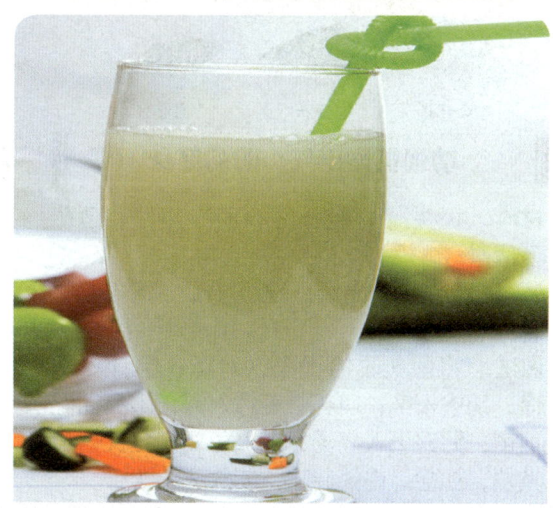

金针菇

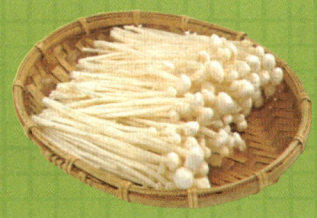

- **别名**：冬蘑、金钱菌、冻菌、金菇
- **性味**：性凉，味甘
- **归经**：归脾、大肠经

主打营养素

赖氨酸、锌、碳水化合物、粗纤维。

健胃养肠原理

金针菇中含有一种叫朴菇素的物质，能增强机体对癌细胞的抵御能力，常食金针菇能预防胃肠道溃疡，增强机体正气，从而防病健身。

应用指南

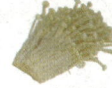 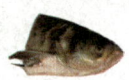 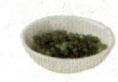 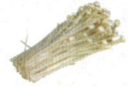 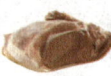 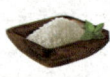

金针菇　　鱼头　　葱花　　　　金针菇　　猪瘦肉　　盐

增强机体正气，防病健身

材料：鱼头1个，金针菇150克，姜片、葱花各适量

调料：盐4克，高汤1 000毫升，鸡精2克，食用油适量

做法：将鱼头收拾干净，对切；金针菇洗净，切去根部；鱼头、姜片入锅，用高油温煎黄；另锅下入高汤，加入鱼头、金针菇，煮熟，加盐、鸡精调味，加入葱花即可。

开胃健脾，预防肠道疾病

材料：金针菇150克，猪瘦肉250克

调料：盐少许

做法：将金针菇洗净，切去尾部；将猪肉洗净，切片，待用；锅中加入适量清水烧开，放入猪肉片稍煮片刻，再放入金针菇一同煮15分钟至全部食材熟透，最后加适量盐调味即可。

金针菇牛肉卷

材料： 金针菇250克，牛肉100克，青椒、红椒各10克

调料： 油50毫升，烧烤汁30克，食用油适量

做法

① 将牛肉洗净，切成长薄片。② 青椒、红椒洗净，切丝；金针菇洗净。③ 将金针菇、青椒丝、红椒丝卷入牛肉片中。④ 锅中注油烧热，放入牛肉卷煎熟，装在盘中，淋上烧烤汁即可。

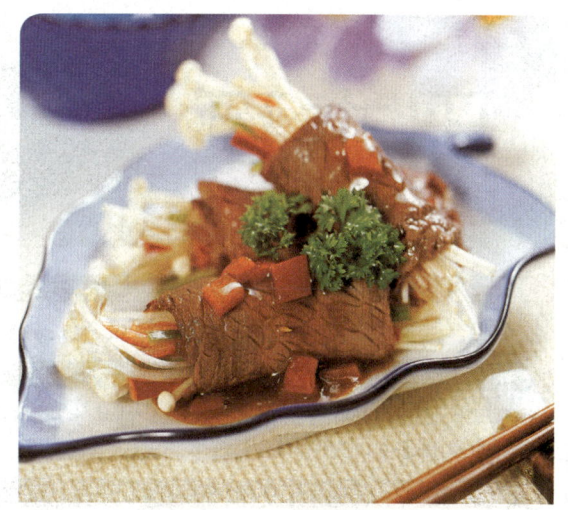

甜椒拌金针菇

材料： 金针菇500克，甜椒、香菜各少许

调料： 盐4克，味精2克，酱油、芝麻油各适量

做法

① 将金针菇洗净，去须根；甜椒洗净，切丝备用。② 将备好的上述材料放入开水稍烫，捞出，沥干水分，放入容器中。③ 往容器里加盐、味精、酱油、麻油搅拌均匀，装盘，撒上香菜即可。

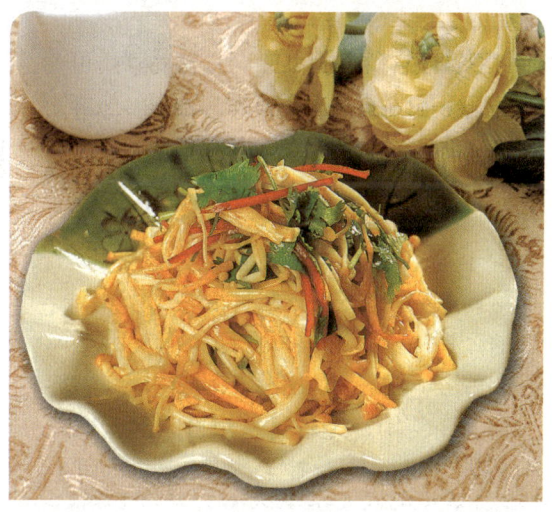

黑木耳

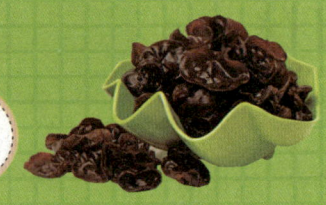

- 别名：木耳、木菌、光木耳、树耳、木蛾、黑菜
- 性味：性平，味甘
- 归经：归大肠，胃经

主打营养素

蛋白质、脂肪、钙、碳水化合物、维生素B_1、膳食纤维。

健胃养肠原理

黑木耳含有丰富的植物胶原成分，它具有较强的吸附作用。常吃黑木耳能起到清理消化道、清胃涤肠的作用。

应用指南

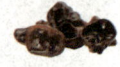 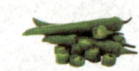 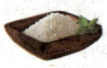 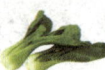

黑木耳　　银耳　　青椒　　　　盐　　油菜　　黑木耳

清理消化道、洗涤肠胃

材料：黑木耳、银耳各100克，青椒、红椒各少许

调料：盐3克，味精1克，醋8毫升

做法：将黑木耳、银耳洗净，泡发后再焯熟；青椒、红椒分别洗净，切成斜段，用沸水焯一下待用；黑木耳、银耳装碗，加入盐、味精、醋拌匀，撒上青椒、红椒即可。

吸附有害物质，降脂排毒

材料：黑木耳100克，油菜200克

调料：盐3克，味精1克，醋6毫升，生抽10毫升，芝麻油12毫升

做法：将黑木耳洗净泡发；油菜洗净；锅内注水烧沸，放入黑木耳、上海青焯熟后，捞起沥干并装入盘中；用盐、味精、醋、生抽、芝麻油混合调成汤汁，浇在装盘的油菜和黑木耳上面即可。

平菇木耳鸡丝汤

材料： 鸡300克，平菇50克，黑木耳30克
调料： 盐3克
做法

① 将鸡去毛，除内脏，取肉洗干净，斩件，氽水；平菇洗净。② 黑木耳泡发，洗净。③ 将鸡肉、平菇、黑木耳放入炖盅中，加适量水，盖好。④ 将炖盅入锅，隔水用小火慢炖1.5个小时，加入盐调味即可。

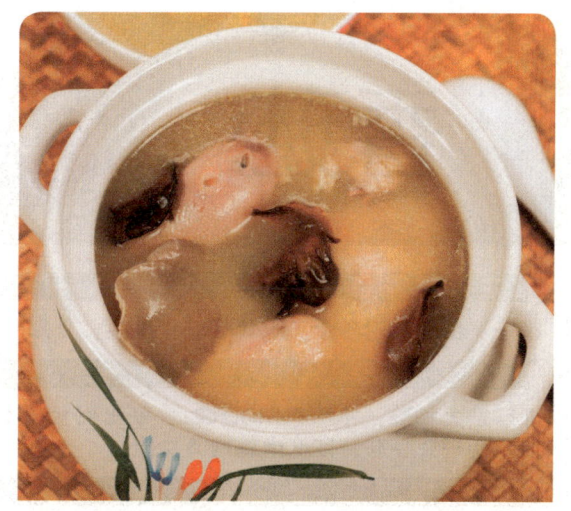

黑白木耳炒芹菜

材料： 干黑木耳、干银耳各25克，芹菜茎、胡萝卜、黑白芝麻各适量
调料： 盐、砂糖、芝麻油、食用油各适量
做法

① 将黑木耳、银耳以温水泡开、洗净；芹菜洗净切段；胡萝卜洗净切皮。② 上述材料均以开水氽烫捞起备用。③ 将黑、白芝麻以芝麻油爆香，拌入所有材料并熄火起锅，最后加入盐、砂糖腌制30分钟即可。

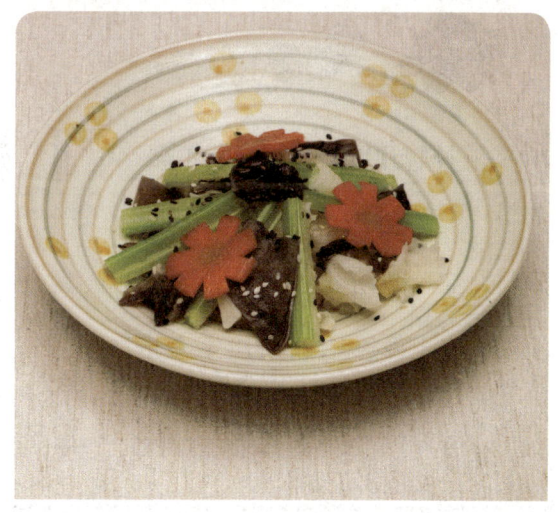

香菇

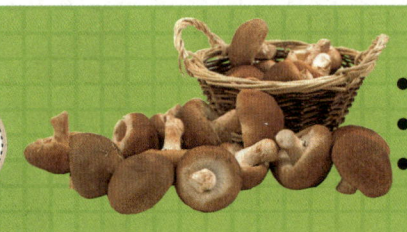

- **别名**：菊花菇、合蕈
- **性味**：性平，味甘
- **归经**：归脾、胃经

主打营养素

香菇多糖、天门冬素、腺嘌呤、三甲胺、甘露醇、海藻糖、烟酸。

健胃养肠原理

香菇富含烟酸，体内长期缺乏时，可出现食欲不振、易疲劳、衰弱等症状。因此，平时若能多食一些香菇，可以增强脾胃功能。

应用指南

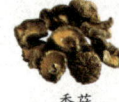 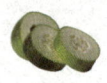

香菇　　冬瓜　　芝麻油

补脾开胃，缓解食欲不振

材料： 干香菇10朵，冬瓜500克，海米、姜丝各适量

调料： 盐、味精、水淀粉、芝麻油、食用油各适量

做法： 将干香菇泡发，切丝；冬瓜洗净，挖球状；锅中油烧热，爆香姜丝后，放入香菇丝，倒入适量清水，放入洗净的海米煮开，再放入冬瓜球煮熟，加盐、味精、芝麻油调味，水淀粉勾芡即可。

 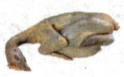 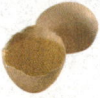

香菇　　土鸡　　鸡蛋黄

滋补气血，增强脾胃功能

材料： 土鸡1只，鸡蛋黄4个，香菇4朵，姜片1克，葱花2克

调料： 盐2克，芝麻油1毫升

做法： 将鸡洗净取肉，留下鸡肝、鸡肾；香菇洗净；锅内加水烧开，放入鸡肉和鸡肝、鸡肾、香菇、姜片一起炖1小时；锅中调入盐，加蛋黄、芝麻油稍煮，撒上葱花即可。

香菇煲猪肚汤

材料： 猪肚180克，香菇30克，红枣8颗，枸杞、姜丝各适量

调料： 盐2克，淀粉适量

做法

①将猪肚洗净，翻转去脏杂，以淀粉反复搓擦后用清水冲净；香菇泡发洗净；红枣、枸杞洗净，略泡。②煲内注清水烧沸，加入所有材料，大火煮沸后改小火煲2.5小时。③加盐调味即可。

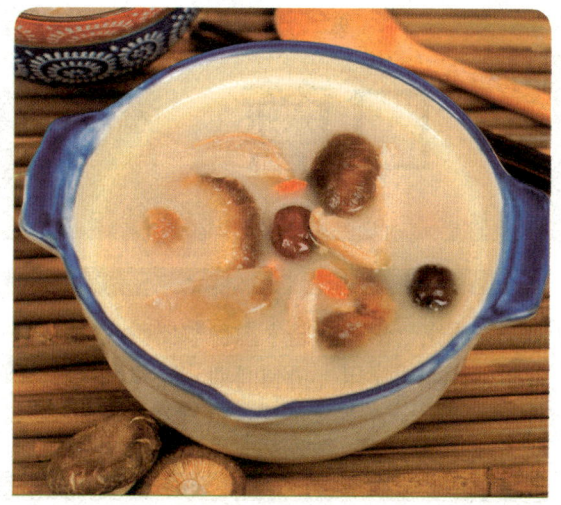

香菇豆腐汤

材料： 鲜香菇100克，豆腐90克，水发竹笋20克，红椒丁适量

调料： 清汤适量，精盐3克，香菜3克

做法

①将鲜香菇洗净，切片。②将豆腐洗净，切片。③将水发竹笋洗净，切片，备用。④净锅上火倒入清汤，调入精盐，下入香菇、豆腐、水发竹笋、红椒丁煲至成熟，撒入香菜即可。

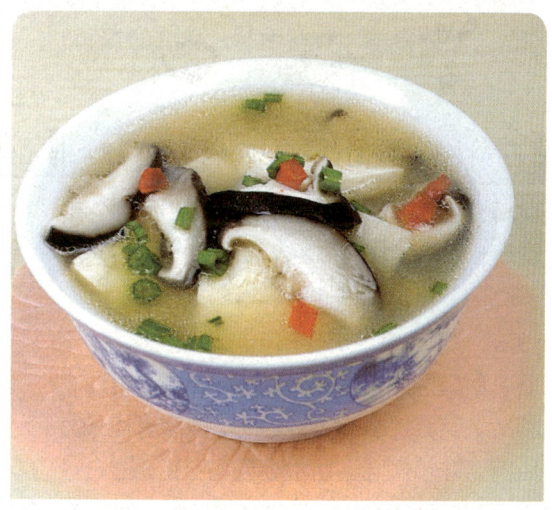

口蘑

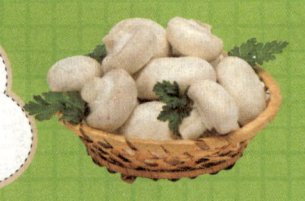

- **别名**：白蘑、白蘑菇、蒙古口蘑、云盘蘑、银盘蘑
- **性味**：性平，味甘
- **归经**：归肺、心经

主打营养素
富含蛋白质及多种维生素和矿物质。

健胃养肠原理
口蘑含有丰富的膳食纤维，可保持肠内水分平衡，吸收余下的胆固醇、糖分，将其排出体外，对预防便秘、肠癌等肠道疾病都十分有利。

应用指南

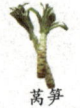 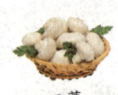 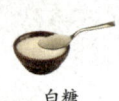

莴笋　　口蘑　　白糖

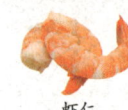 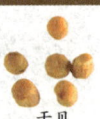 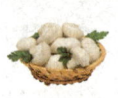

虾仁　　干贝　　口蘑

预防便秘、肠癌

材料：口蘑200克，莴笋350克，甜椒1个

调料：盐、白糖、味精、黄酒、水淀粉、素鲜汤、食用油各适量

做法：将莴笋去皮洗净，切菱形片；口蘑、甜椒洗净切片；锅上火倒入素鲜汤、口蘑片、莴笋片、甜椒片炒匀，加黄酒、盐、白糖、味精烧沸，用水淀粉勾芡即成。

保持肠内水分平衡，促进排便

材料：虾仁35克，鲜干贝2粒，口蘑、洋葱35克，胡萝卜75克，鲜奶50毫升，奶油15克，防风、甘草各5克，白术10克，红枣3颗

做法：将药材洗净打包，煮沸滤取药汁；除鲜奶、奶油外，其他材料均洗净切丁；锅烧热，加奶油爆香洋葱丁，倒入全部材料，煮滚后盛盘即可。

如意蕨菜口蘑

材料： 蕨菜嫩秆、口蘑、鸡脯肉丝、胡萝卜、白萝卜各适量

调料： 盐、淀粉、油、蒜片、鲜汤、食用油各适量

做法

① 将蕨菜择洗净切段；口蘑洗净切片。
② 油锅烧热，蒜片炝锅，放蕨菜煸炒，入鸡脯肉丝、鲜汤及调料，汤沸后用淀粉勾芡，盛在盘边。③ 加油热锅，入口蘑、调料煨至入味即可。

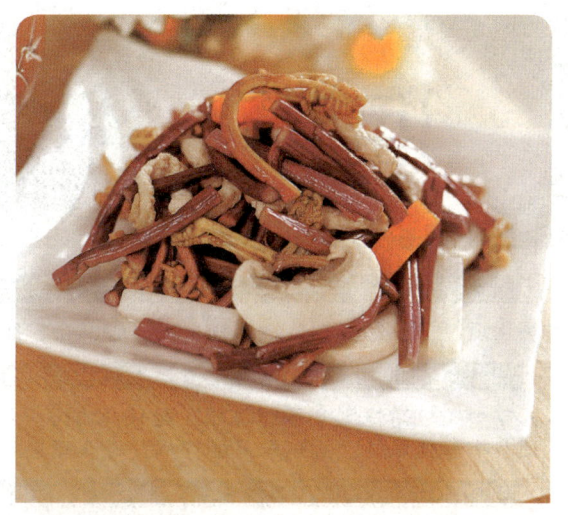

胡萝卜炒口蘑

材料： 胡萝卜120克，口蘑100克，姜片、蒜末、葱段各少许

调料： 盐、鸡粉各2克，料酒3毫升，生抽4毫升，水淀粉、食用油各适量

做法

① 将口蘑、胡萝卜均洗净切片。② 胡萝卜片、口蘑焯煮至断生后捞出，沥干。③ 用油起锅，放姜片、蒜末、葱段爆香，倒焯口蘑、胡萝卜炒匀，加料酒、生抽炒香，加盐、鸡粉调味，水淀粉勾芡即可。

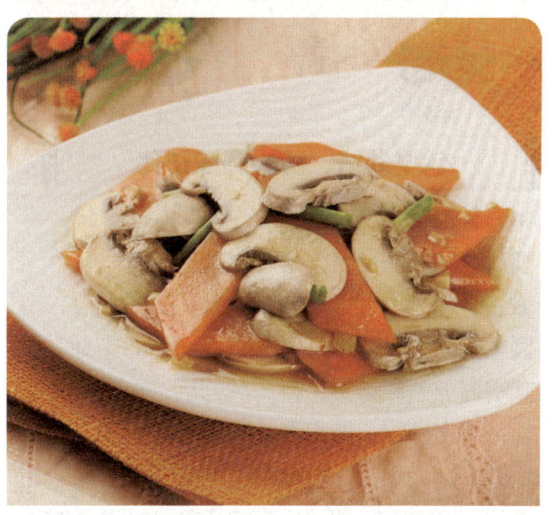

海带

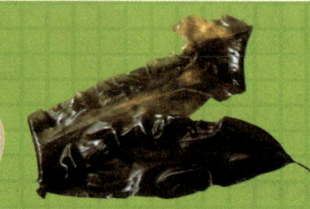

- **别名**:昆布、江白菜
- **性味**:性寒,味咸
- **归经**:归肝、胃、肾经

主打营养素

蛋白质、碘、钾、钙、钠、镁、铁、铜、硒、维生素A、藻多糖。

健胃养肠原理

海带含有可溶性膳食纤维藻胶,能吸收水分,使大便软化,从而有促进排便的作用。海带还具有软坚散结、防癌抗癌的作用,适合痰湿凝滞的胃癌患者食用。

应用指南

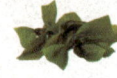 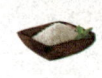 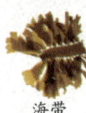 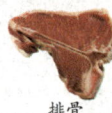 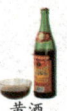

海带　　豆腐　　盐　　　　海带　　排骨　　黄酒

软坚散结,防治肠燥便秘

材料:海带芽5克,豆腐55克

调料:味噌酱12克,酱油、盐各适量

做法:将豆腐洗净,切成小丁;将水放入锅中开大火,待水开后,将洗净的海带芽、味噌酱熬煮成汤头;待汤熬好后,再加入豆腐;待水沸后,加酱油、盐调味即可。

清热利湿、益气补虚

材料:海带50克,排骨200克,葱段、姜片各适

调料:黄酒、食用油、盐、味精、白糖各适量

做法:将海带泡发,洗净切丝;排骨洗净,斩块;锅烧热,下排骨煸炒片刻,加黄酒、盐、白糖、葱段、姜片和清水,烧至排骨熟透,加海带烧至入味,味精调味即可。

苦瓜海带瘦肉汤

材料： 苦瓜500克，海带丝100克，瘦肉250克
调料： 盐3克，味精2克
做法

① 将苦瓜洗净，切成两半，去瓤，切块。② 海带丝浸泡1小时，洗净；瘦肉洗净，切成小块。③ 把苦瓜、海带丝、瘦肉放入砂锅中，加适量清水，煲至瘦肉烂熟，再调入盐、味精即可。

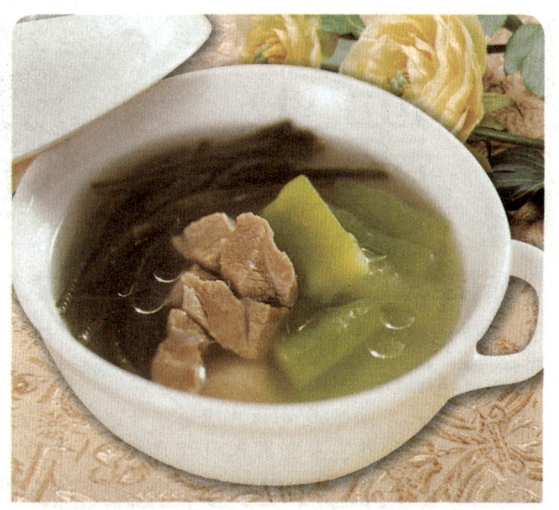

豆腐海带鱼尾汤

材料： 豆腐1块，海带50克，鲩鱼尾500克，姜2片
调料： 花生油10毫升，盐5克
做法

① 将豆腐放入冰箱急冻30分钟。② 海带浸泡24小时，洗净。③ 鲩鱼尾去鳞，洗净。④ 烧锅下花生油、姜，将鱼尾两面煎至金黄色，加入沸水，煲20分钟后放入豆腐、海带，再煮15分钟，去掉姜，加盐调味后即可食用。

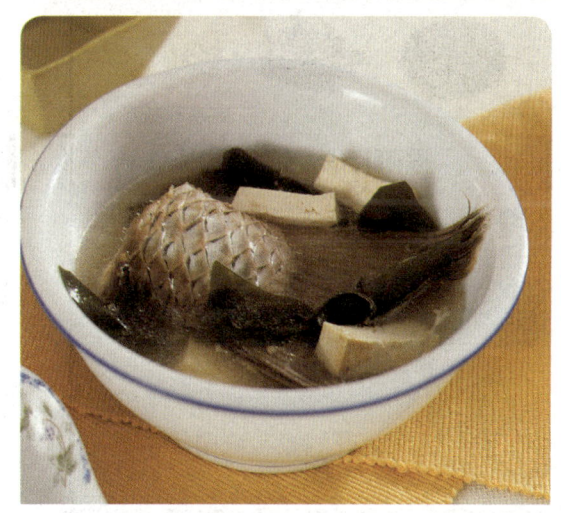

黑米

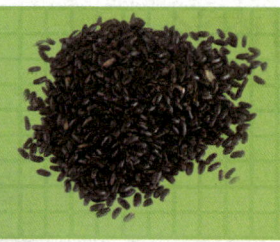

- **别名**：血糯米
- **性味**：性平，味甘
- **归经**：归脾、胃经

主打营养素

蛋白质、脂肪、碳水化合物、B族维生素、维生素E、钙、磷、钾、镁、铁、锌。

健胃养肠原理

黑米含有大米所缺乏的维生素C、叶绿素、花青素、胡萝卜素等特殊成分，因而黑米比普通大米更具营养，多食黑米有开胃益中、健脾暖胃的作用。

应用指南

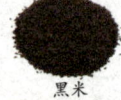 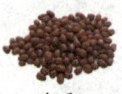 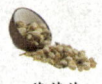 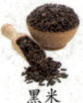 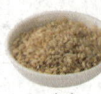 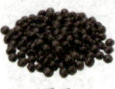

黑米　红豆　茉莉花　　黑米　燕麦　黑豆

滋阴补虚、健脾和胃

材料：黑米50克，红豆30克，茉莉花5克，莲子、花生仁各20克
调料：白糖5克
做法：黑米、红豆均泡发洗净；莲子、花生仁、茉莉花均洗净；锅置火上，倒入清水，放入黑米、红豆、莲子、花生仁煮开，再加入茉莉花同煮至浓稠状，调入白糖拌匀即可。

防治血虚、阴虚、气虚型便秘

材料：糙米40克，燕麦30克，黑米、黑豆、红豆、莲子各20克
调料：白糖5克
做法：糙米、黑米、黑豆、红豆、燕麦洗净泡发；莲子洗净泡发，挑去莲心；锅置火上，加清水，入糙米、黑豆、黑米、红豆、莲子、燕麦，大火煮沸，转小火煮至材料均熟，粥呈浓稠状时，调入白糖拌匀即可。

黑米饭

材料： 黑米100克
调料： 白糖适量
做法

①将黑米洗净，备用。②黑米放入锅中，加适量水，大火煮沸，再转小火煮成饭。③趁热加上白糖，搅拌均匀，待白糖溶化之后即可食用。

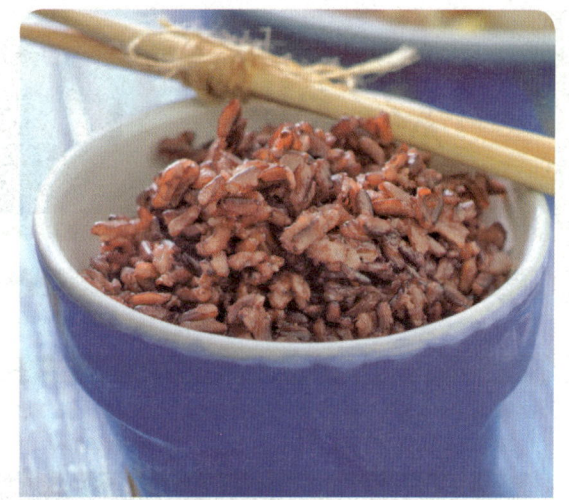

核桃莲子黑米粥

材料： 黑米80克，莲子、核桃仁各适量
调料： 白糖4克
做法

①将黑米泡发洗净；莲子去心，洗净；核桃仁洗净。②锅置火上，倒入清水，放入黑米、莲子煮开。③加入核桃仁同煮至浓稠状，调入白糖拌匀即可。

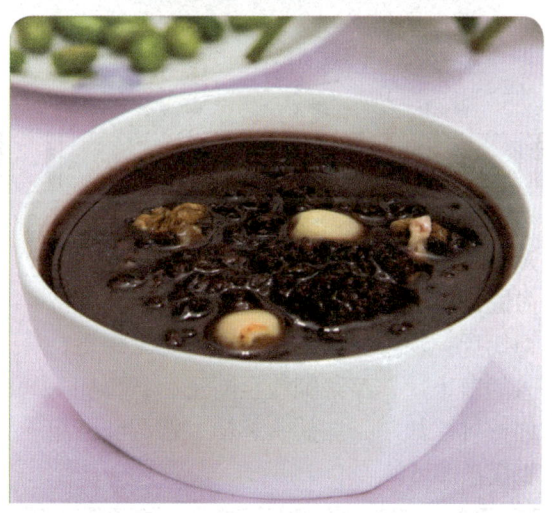

核桃

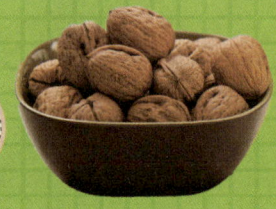

- **别名**：胡桃仁、核仁、胡桃肉
- **性味**：性温，味甘
- **归经**：归肾、肺、大肠经

主打营养素

脂肪油、蛋白质、糖类、钙、磷、铁、维生素。

健胃养肠原理

核桃营养丰富，其所含的精氨酸、油酸、抗氧化物等有健胃、补血、润肺、养神的功效，多食核桃可以开胃、通润血脉，使骨肉细腻。

应用指南

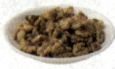 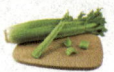 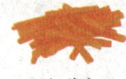
核桃仁　　芹菜　　胡萝卜

  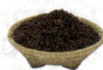
大米　　核桃仁　　黑芝麻

健胃补血、通润血脉

材料：胡萝卜、芹菜、熟核桃仁各100克
调料：盐、鸡精、糖、蒜末、食用油各适量
做法：将胡萝卜洗净，去皮切片；芹菜洗净切片；锅中注油烧热，加入蒜末爆香，入胡萝卜片、芹菜翻炒至断生后，再加入熟核桃仁炒匀，加盐、鸡精、糖调味，起锅摆盘即可。

养阴补胃、润肠通便

材料：大米80克，葱8克，核桃仁、百合、黑芝麻各适量
调料：白糖4克
做法：将大米泡发洗净；核桃、黑芝麻均洗净；百合洗净，削去黑色边缘；葱洗净，切成葱花；锅置火上，倒入清水，入大米煮至米粒开花，入核桃仁、百合、黑芝麻煮至浓稠状，调入白糖拌匀，撒上葱花即可。

核桃乌鸡粥

材料：乌鸡肉200克，核桃100克，大米80克，枸杞30克，姜末、葱花各适量
调料：鲜汤、盐各适量
做法

① 将核桃去壳取肉；大米淘净；枸杞洗净；乌鸡肉洗净切块。② 油锅烧热，爆香姜末，下入乌鸡肉过油，倒入鲜汤，放入大米烧沸，下核桃肉和枸杞熬煮。③ 小火将粥焖煮好，调入盐，撒上葱花即可。

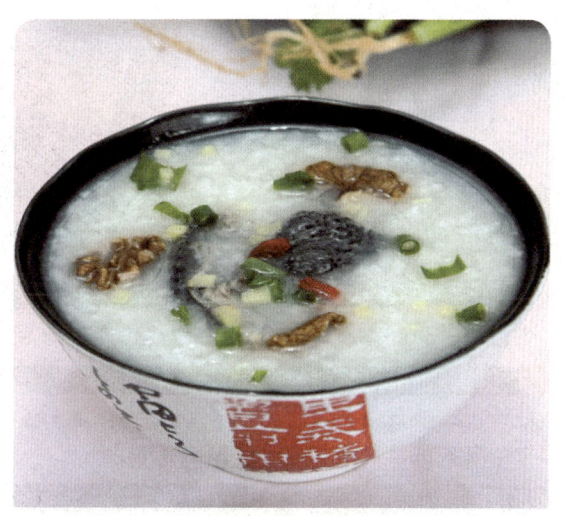

酸奶核桃仁

材料：酸奶2盒，牛奶100毫升，核桃10颗
做法

① 将核桃去壳，敲碎，放进烤箱内，选择150℃的温度，烘烤10分钟；亦可用油锅炸熟。② 把酸奶和牛奶放入搅拌机中搅拌均匀，倒入杯中，撒上核桃即可。

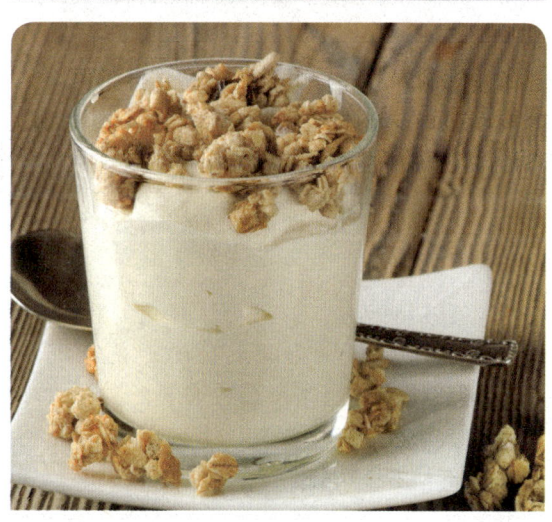

红豆

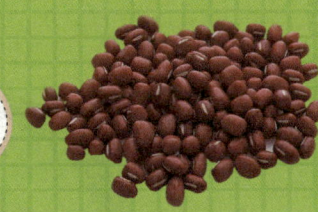

- **别名**：红饭豆、米赤豆、赤豆、赤小豆
- **性味**：性平，味甘、酸
- **归经**：归心、小肠经

主打营养素

蛋白质、粗纤维、维生素A、B族维生素、维生素C以及钙、磷、铁。

健胃养肠原理

红豆具有通肠、利小便、消热解毒、健胃生津等作用，红豆中的皂角苷可刺激肠道，所含有的膳食纤维具有良好的润肠通便作用。

应用指南

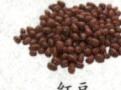 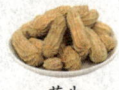 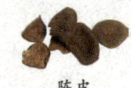

红豆　　花生　　陈皮

行气健脾、益胃生津

材料：红豆、花生各30克，陈皮10克，大米60克

调料：红糖10克

做法：大米、红豆均泡发洗净；花生洗净；陈皮洗净，切丝；锅置火上，倒入清水，放入大米、红豆、花生煮至开花，再加陈皮、红糖煮至浓稠即可。

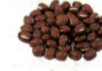 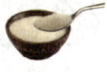

红豆　　薏米　　白糖

利水渗湿、健脾和胃

材料：红豆50克，薏米30克

调料：白糖适量

做法：红豆洗净，用清水浸泡20分钟；薏米放水中泡至米心软化；红豆、薏米放入锅内，加适量水烧沸，转用小火煮至红豆开花，再继续煮熟成粥，加白糖调味即可。

百合红豆甜汤

材料： 红豆200克，百合30克
调料： 砂糖适量

做法

① 将红豆淘净，放入碗中，浸泡3小时，备用。② 红豆入锅，加4杯水煮开，转小火煮至呈半开状。③ 百合洗净，加入红豆中煮5分钟，直至汤变浓稠即可。④ 加砂糖调味后饮用。

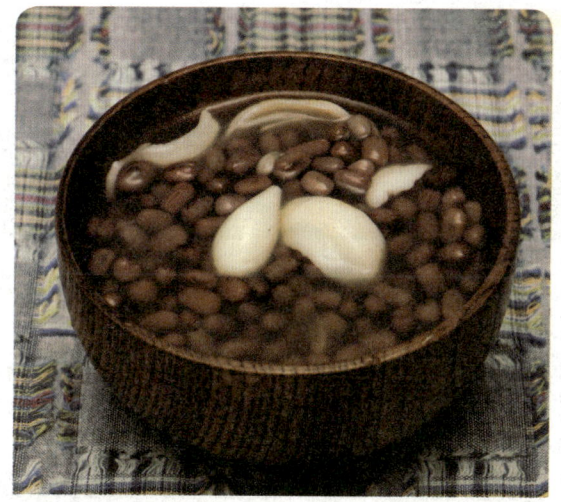

莲藕红豆牛腩汤

材料： 莲藕、牛腩各800克，生姜片10克，蜜枣3颗，红豆50克
调料： 盐5克

做法

① 将莲藕洗净切片；红豆洗净浸泡；蜜枣洗净。② 牛腩洗净切块，氽水，再与生姜入油锅爆炒5分钟。③ 瓦煲中加水煮沸，加入所有材料，大火煮开，小火煲3小时，加盐调味即可。

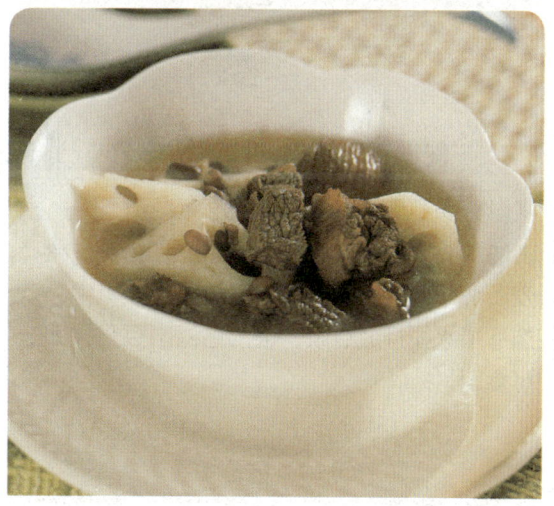

燕麦

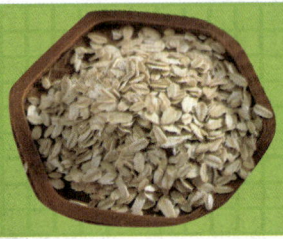

- **别名**：莜麦、油麦、玉麦、雀麦、野麦
- **性味**：性平，味甘
- **归经**：归肝、脾、胃经

主打营养素

人体必需的8种氨基酸、蛋白质、亚油酸、B族维生素、膳食纤维。

健胃养肠原理

燕麦含有极其丰富的亚油酸，对脂肪肝、糖尿病、水肿、便秘等有辅助疗效，还富含膳食纤维，也能改善便秘。

应用指南

 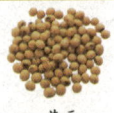

燕麦　　　黄豆

促进胃肠蠕动，改善便秘

材料：黄豆50克，燕麦40克

做法：将黄豆洗净，用清水泡至发软；燕麦淘洗干净；将黄豆、燕麦放入豆浆机中，加适量水搅打成豆浆，烧沸后滤出豆浆，即可食用。

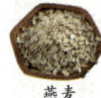 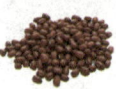

燕麦　　　枸杞　　　红豆

健脾利湿，促进肠道排便

材料：红豆、燕麦、白糖各10克，枸杞5克

做法：将燕麦洗净；红豆洗净，泡水约4小时，直到泡涨为止；枸杞浸泡；将红豆、燕麦放入锅中，加入适当的水后，用中火煮，水滚后，转小火煮至熟透，再加入泡好的枸杞稍煮，再加入适量的白糖调味即可。

牛奶燕麦片

材料： 牛奶适量，燕麦50克
调料： 白糖少许

做法

① 将燕麦放进锅中，加入适量牛奶，用大火煮沸，小火煮5分钟即可出锅，装入碗中。② 可依个人口味加上适量的白糖调味，搅拌均匀即可食用。

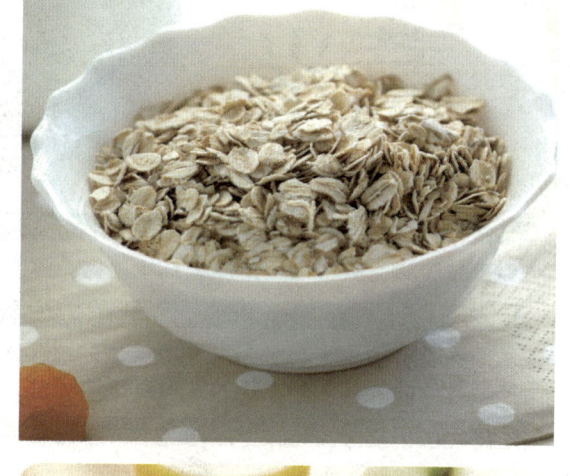

燕麦牛奶草莓羹

材料： 燕麦50克，牛奶、草莓各适量
调料： 盐、白糖各适量

做法

① 将草莓洗净，去蒂。② 将燕麦放进锅中，加上牛奶，大火煮沸，小火煮10分钟后出锅，装碗。③ 可依个人口味加上适量盐、白糖调味，然后在燕麦牛奶上面加上草莓即可食用。

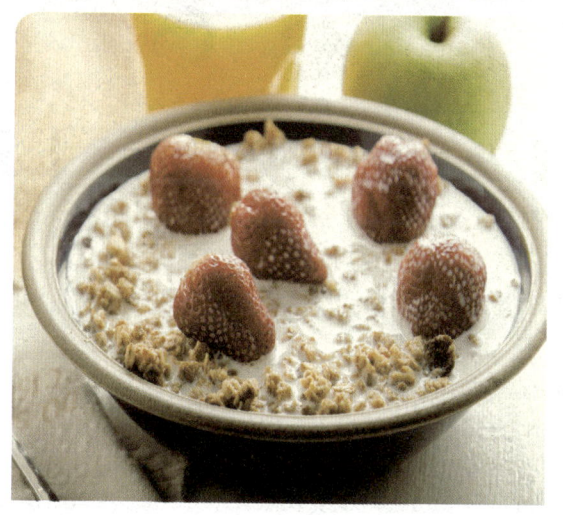

薏米

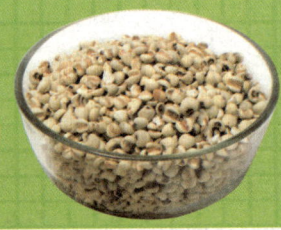

- **别名**：米仁、薏米、催生子、益米
- **性味**：性凉，味甘、淡
- **归经**：归脾、胃、肺经

主打营养素

蛋白质、脂肪、碳水化合物、粗纤维、钙、磷、铁、维生素B_1、维生素B_2。

健胃养肠原理

薏米含有多种维生素和矿物质，有促进新陈代谢和减少胃肠负担的作用，可作为病中或病后体弱患者的补益食品，经常食用对慢性肠炎、消化不良等症也有疗效。

应用指南

 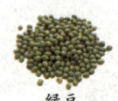 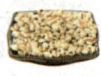 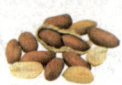

薏米　　绿豆　　低脂奶粉　　　　大米　　薏米　　花生仁

化湿和胃、清热降火

材料：绿豆，薏米各10克，低脂奶粉25克
做法：先将绿豆与薏米洗净、泡水，大约2小时即可；砂锅洗净，将绿豆与薏米加入锅中，加水蒸煮，水煮开后转小火，将绿豆煮至熟透，汤汁呈黏稠状后，滤出绿豆、薏米中的水，加入低脂奶粉搅拌均匀后，再倒入绿豆牛奶中。

健脾和胃、清利湿热

材料：大米50克，薏米30克，花生仁10克
调料：白糖适量
做法：将大米、薏米洗净，浸泡好；花生仁洗净；将上述材料放入豆浆机中，添水，按"米浆"键，待浆成，装杯，加入白糖调味即可。

二米茯苓粥

材料： 大米70克，薏米20克，白茯苓10克，葱花适量
调料： 白糖3克
做法

① 将大米、薏米均泡发洗净；白茯苓洗净。② 锅置火上，倒入清水，放入大米、薏米、白茯苓，以大火煮开。③ 待煮至浓稠状时，调入白糖拌匀，加葱花即可。

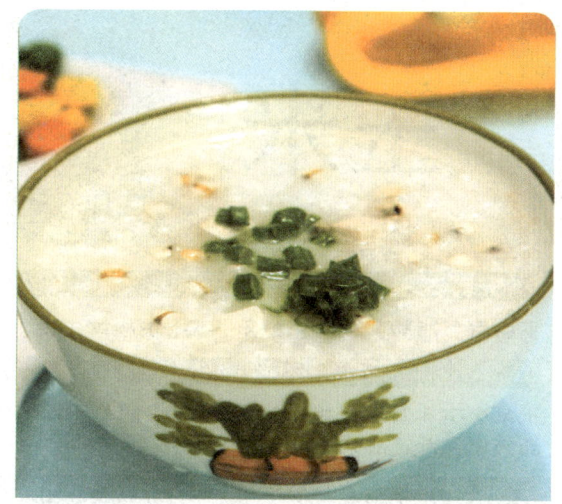

荞麦薏米豆浆

材料： 黄豆60克，薏米25克，荞麦15克
做法

① 将黄豆泡软，洗净；薏米、荞麦淘洗干净，各浸泡2小时。② 将黄豆、薏米、荞麦放入豆浆机中，添水搅打成豆浆，烧沸后滤出豆浆即可。

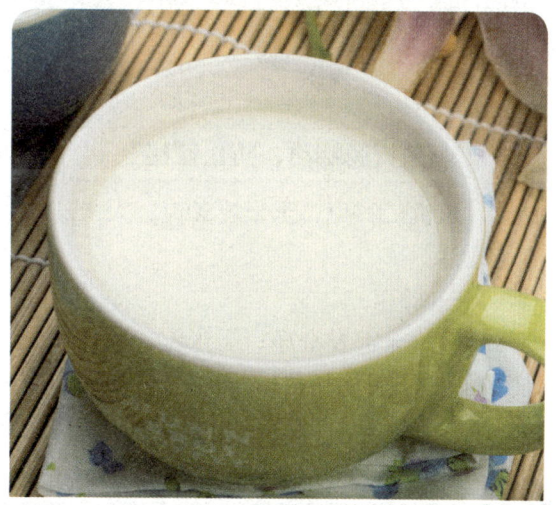

玉米

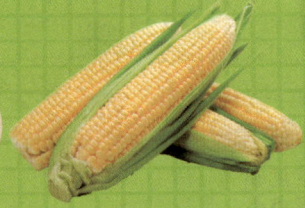

- **别名**：苞米、包谷、珍珠米
- **性味**：性平，味甘
- **归经**：归脾、肺经

主打营养素

蛋白质、脂肪、糖类、胡萝卜素、B族维生素、维生素E及丰富的钙、铁、铜、锌。

健胃养肠原理

玉米含有丰富的纤维素、亚油酸，不但可以刺激胃肠蠕动、防止便秘，还可以促进胆固醇的代谢，加速肠内毒素的排出。

应用指南

玉米粒

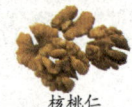
核桃仁

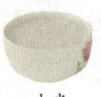
大米

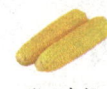
嫩玉米粒

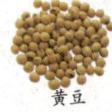
黄豆

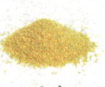
小米

刺激胃肠蠕动，防止便秘

材料：核桃仁20克，玉米粒30克，大米80克，葱8克

调料：白糖3克

做法：将大米泡发洗净；玉米粒、核桃仁均洗净；葱洗净，切花；锅置火上，倒入清水，放入大米、玉米粒煮开，再加入核桃仁同煮至浓稠状，入白糖拌匀，撒葱花即可。

养胃和中、活血理气

材料：黄豆50克，嫩玉米粒、小米各25克

调料：白糖适量

做法：将黄豆泡软，洗净；嫩玉米粒、小米分别洗净，小米用水浸泡2小时；将上述材料放入豆浆机中，添水搅打成豆浆，烧沸后滤出豆浆即可；可依据个人口味，加入适量的白糖调味。

小米玉米粥

材料：小米1/2杯，干玉米碎粒1/4杯，糯米1/4杯

调料：砂糖少许

做法

① 将小米、干玉米碎、糯米分别用清水洗净，备用。② 洗后的原材料放入电饭煲内，加清水后开始煲粥，煲至粥黏稠时，加白糖拌匀，倒出盛入碗内。

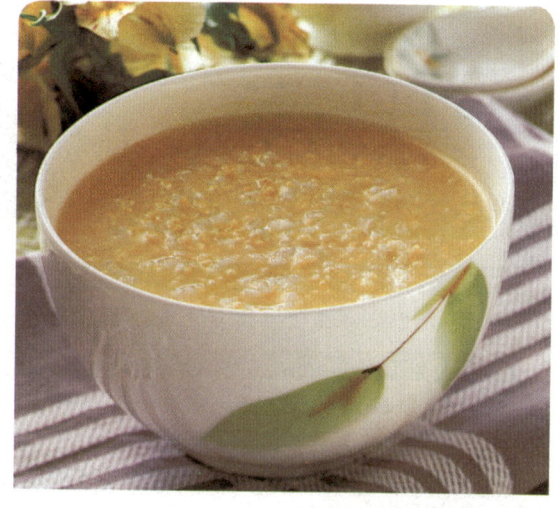

西瓜玉米粥

材料：西瓜、玉米粒、苹果各20克，牛奶100克，糯米100克，葱花适量

调料：白糖3克

做法

① 将糯米洗净，泡发；西瓜洗净，取果肉；苹果洗净切小块；玉米粒洗净。② 锅置火上，放入糯米、清水煮至八成熟。③ 放入西瓜、苹果、玉米粒煮至粥将成，倒入牛奶，调入白糖，撒上葱花便可。

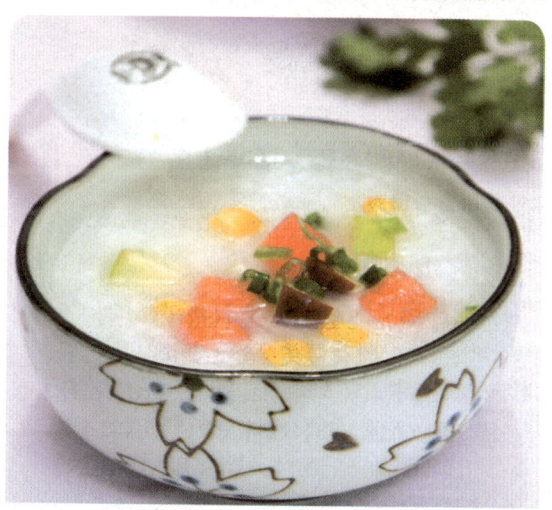

黑豆

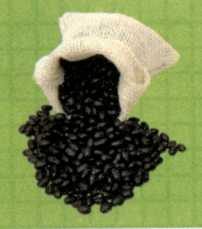

- **别名**：乌豆、黑大豆、稽豆、马料豆
- **性味**：性平，味甘
- **归经**：归心、肝、肾经

主打营养素

蛋白质、脂肪、维生素、微量元素、黑豆色素、黑豆多糖和异黄酮。

健胃养肠原理

黑豆中粗纤维的含量达4%，超过黄豆很多，具有良好的通便作用。每天吃点黑豆，增加粗纤维素，可以有效预防便秘。

应用指南

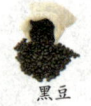 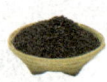 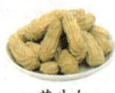

黑豆　　黑芝麻　　花生仁　　　　　黑豆　　大米　　山楂

健脾补肾、增强体质

材料：黑豆70克，黑芝麻、花生仁各10克

调料：白糖15克

做法：将黑豆泡软，洗净；花生仁洗净；黑芝麻冲洗干净，沥干水分，碾碎；将上述料放入豆浆机中，添水搅打成豆浆，烧沸后滤出豆浆，加入白糖拌匀即可。

健胃消食、预防便秘

材料：大米70克，山楂20克，黑豆30克

调料：白糖3克

做法：将大米、黑豆均洗净，泡发；山楂洗净，切成薄片；锅置火上，加入清水，放入大米、黑豆，煮至米、豆均绽开；加入山楂同煮至浓稠状，调入白糖拌匀即可。

百合银耳黑豆浆

材料: 黑豆50克,百合、水发银耳各20克

做法

① 将黑豆加水泡软,洗净;百合洗净,分成小块;银耳泡发,去杂质,洗净撕成小朵。② 将上述材料倒入豆浆机中,加水搅打成浆,煮沸后滤出豆浆即可。

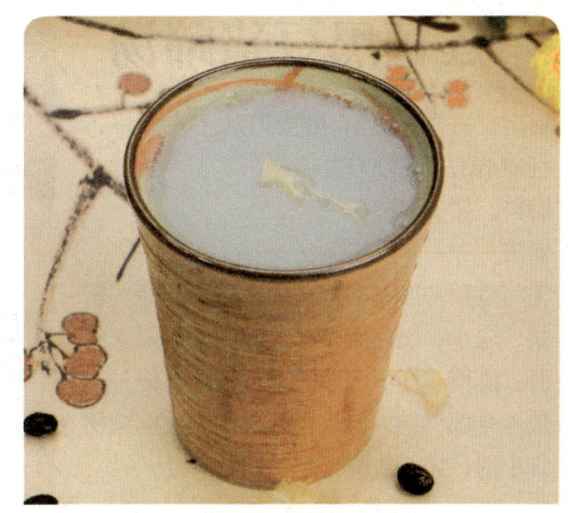

养生黑豆奶

材料: 黑豆200克,玄参、麦门冬各10克,生地8克

调料: 糖30克

做法

① 将黑豆洗净,浸泡至膨胀,沥干水分,备用。② 全部药材放入棉布袋,置入锅中,沸腾约5分钟后滤取药汁。③ 将黑豆与药汁混合,放入豆浆机内搅拌均匀,过滤出黑豆浆倒入锅中,沸腾后加糖即可。

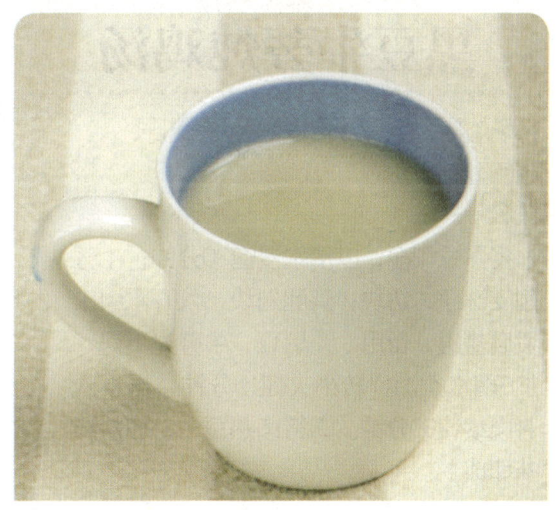

莲藕黑豆猪蹄汤

材料： 莲藕750克，陈皮10克，猪蹄1只，红枣4颗，黑豆100克

调料： 盐少许

做法

① 将莲藕洗净，去皮切块；猪蹄刮净，斩块，汆水；黑豆淘净，入锅中炒至豆衣裂开；陈皮、红枣洗净。② 瓦煲加水煲开，放入全部材料，待水再开改用中火继续煲3小时，加入盐调味。

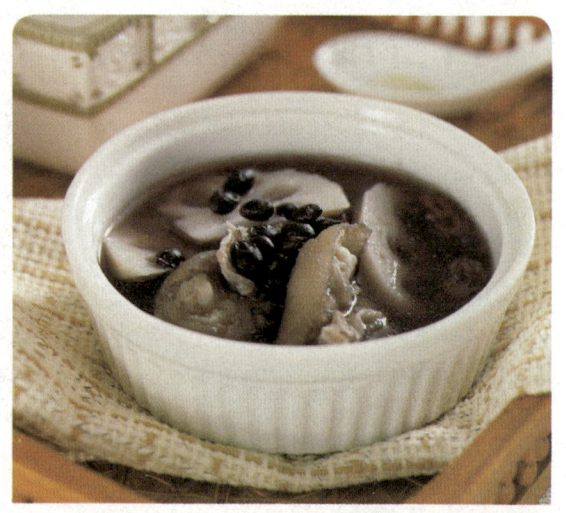

黑豆牛蒡炖鸡汤

材料： 黑豆、牛蒡各150克，鸡腿1只

调料： 盐5克

做法

① 将黑豆淘净，以清水浸泡30分钟；牛蒡削皮洗净，切块；鸡腿剁块，入开水中汆烫后捞出，备用。② 黑豆、牛蒡先下锅，加6碗水煮沸，转小火炖15分钟，再下入鸡肉续炖30分钟。③ 待肉熟豆烂，加盐调味即成。

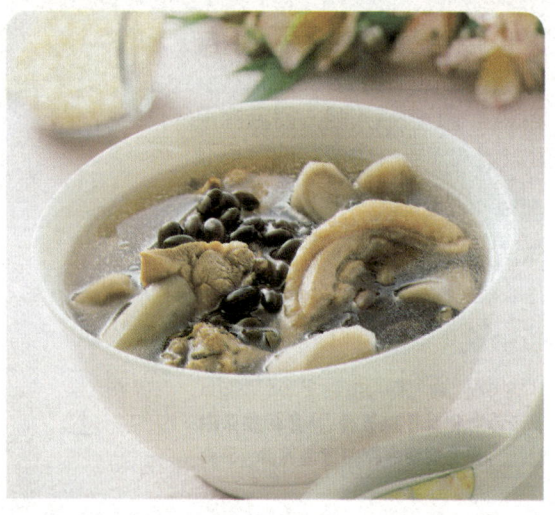

part 3 防治肠胃病,喝对茶饮

喝茶是中国的一个传统文化,以药代茶则为药茶,喝药茶可以起到防病、治病的养生功效。对于肠胃病患者来说,适当饮用对症的茶饮,不仅可以起到养生保健的作用,同时能有效缓解病症,减轻痛苦。

本章主要从药用功效出发,详细介绍一些有助于缓解肠胃不适的茶饮。这些茶饮都是在中医基本原理的基础上,结合君、臣、佐、使的配伍方法搭配而出,肠胃病患者可以根据自己的病情合理选择。

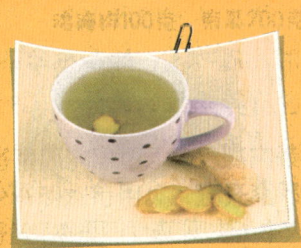
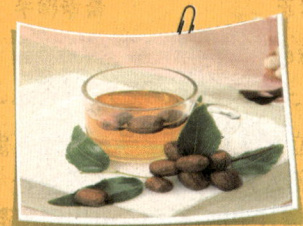
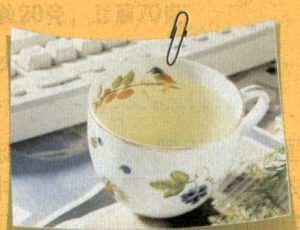

橘皮茶

材料： 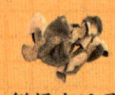 鲜橘皮适量　 白糖3克　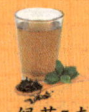 绿茶5克

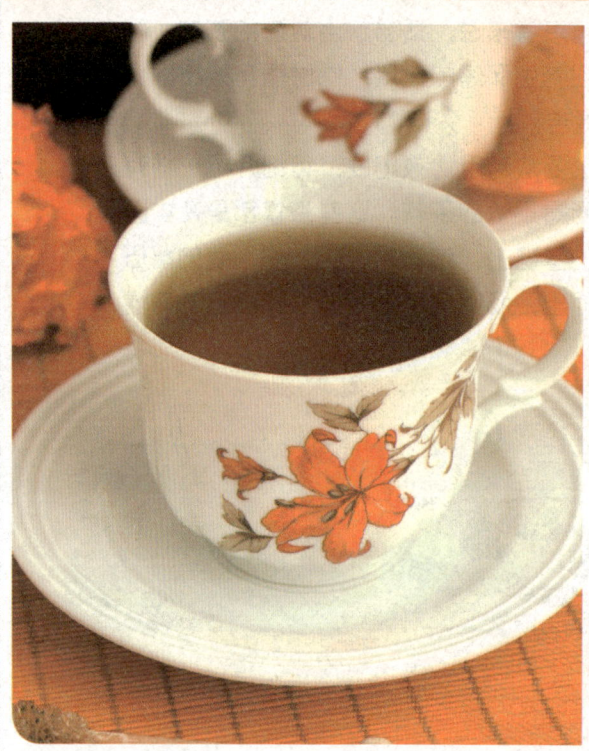

做法

① 先将鲜橘皮洗净，再切成细丝，放入杯中。

② 将绿茶冲入沸水，滤出茶汁，倒入放橘皮的杯子中，再加入白糖调匀即可。

功效

橘皮具有疏肝理气、散结消瘀的功效；绿茶中的茶多酚有较强的收敛作用，对消炎止泻有明显效果。此款茶饮具有和胃化痰的功效，胃脘疼痛、腹泻者可常饮。

栀子菊花茶

材料 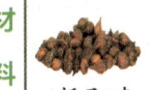 栀子6克 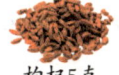 枸杞5克 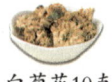 白菊花10克

做法
① 将枸杞、栀子、白菊花分别洗净。
② 将枸杞、栀子与菊花同时加入杯中,加沸水冲泡,盖上盖。
③ 待10分钟后即可饮用。

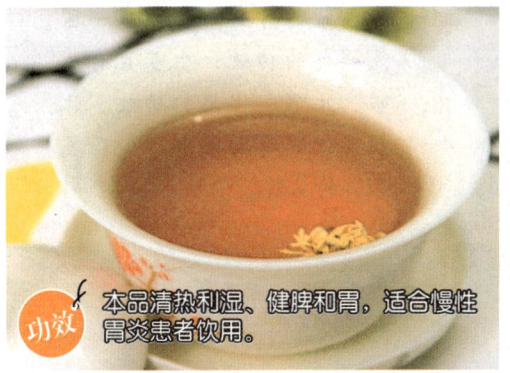

功效 本品清热利湿、健脾和胃,适合慢性胃炎患者饮用。

三味药茶

材料 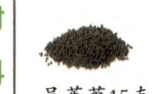 吴茱萸15克 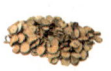 桂枝10克 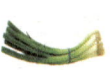 葱白10克

做法
① 将吴茱萸、桂枝、葱白分别用清水洗净,备用。
② 将葱白、吴茱萸、桂枝放入杯中,冲入适量沸水,泡约15分钟,去渣即可饮用。

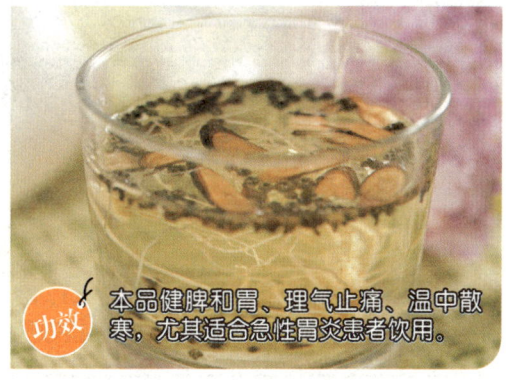

功效 本品健脾和胃、理气止痛、温中散寒,尤其适合急性胃炎患者饮用。

甜姜紫苏茶

材料

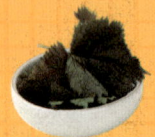 紫苏叶5克

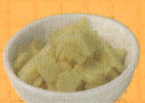 生姜2片

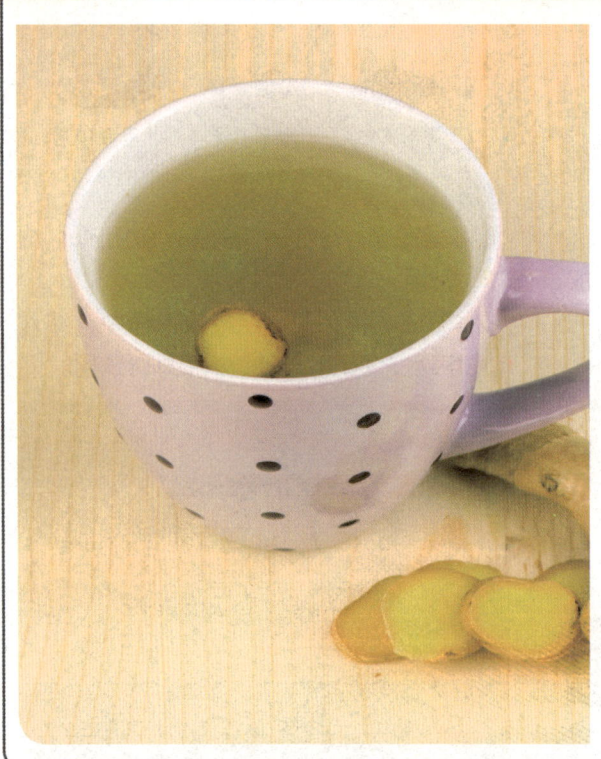

做法

① 将紫苏叶洗净，与生姜一起放入保温杯中。

② 加入沸水冲泡，静置5分钟，即可滤取汤汁饮用。

功效

紫苏叶有解表散寒、理气解郁的功效；生姜具有驱寒、止呕、化痰的功效。此款茶饮具有解表解郁、理气和胃的功效。

玉竹西洋参茶

材料

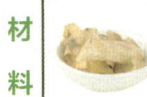 玉竹20克 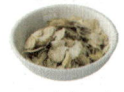 西洋参3片 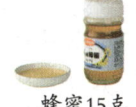 蜂蜜15克

做法

① 先将玉竹与西洋参洗净,再用600毫升沸水冲泡30分钟。
② 滤渣待凉后,加入蜂蜜,拌匀即可。

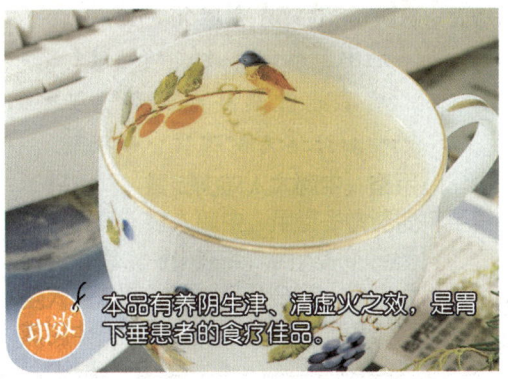

功效 本品有养阴生津、清虚火之效,是胃下垂患者的食疗佳品。

玫瑰香附茶

材料

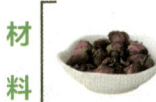 玫瑰花3克 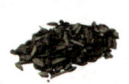 香附5克 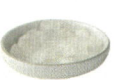 冰糖适量

做法

① 将玫瑰花剥瓣,洗净;香附洗净,加两碗水熬煮约5分钟,滤渣取汁。
② 待药汁滚热时,入玫瑰花、冰糖即可。

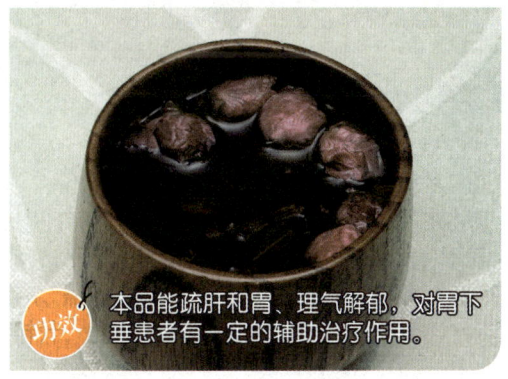

功效 本品能疏肝和胃、理气解郁,对胃下垂患者有一定的辅助治疗作用。

陈皮甘草茶

材料: 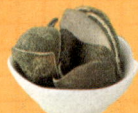 陈皮5克　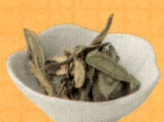 甘草5克

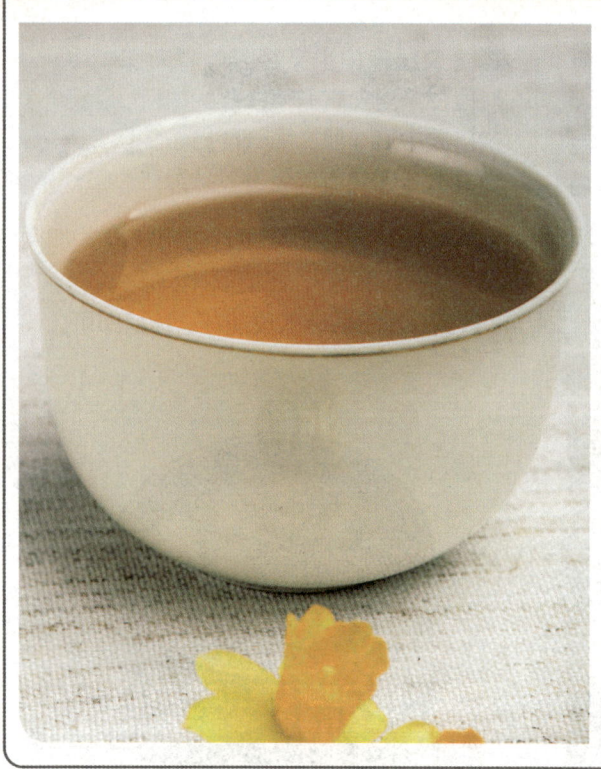

做法

① 将陈皮、甘草洗净后切成小块，同置于杯中。

② 倒入沸水冲泡，静置5分钟后，滤取茶汤，即可饮用。

功效

陈皮具有理气、健脾、调中、燥湿、化痰的功效；甘草能清热祛痰、解毒止咳。此茶可健脾胃，从而缓解消化不良的症状。

苏子牛蒡茶

材料
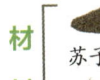 苏子10克　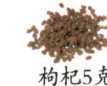 枸杞5克　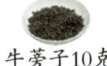 牛蒡子10克
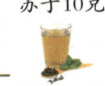 绿茶20克　 冰糖适量

做法
①将枸杞与苏子、牛蒡子洗净后,一起放入锅中,加500毫升水,用小火煮至沸腾。
②倒入杯中后,加入冰糖、绿茶搅匀。

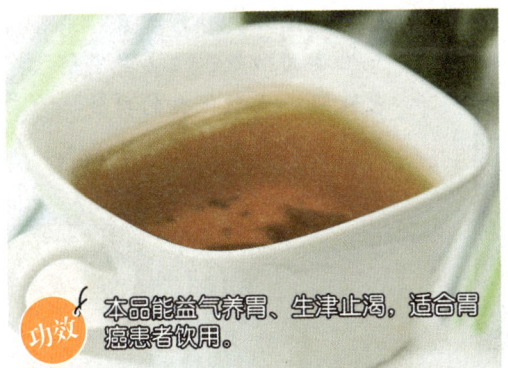

功效 本品能益气养胃、生津止渴,适合胃癌患者饮用。

半夏厚朴茶

材料
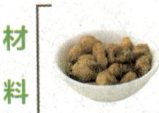 半夏5克　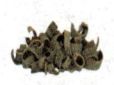 厚朴4克　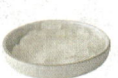 冰糖20克

做法
①将半夏和厚朴分别洗净。
②砂锅内加水,下入半夏和厚朴熬煮成药汁,再添加冰糖调味,即可饮用。

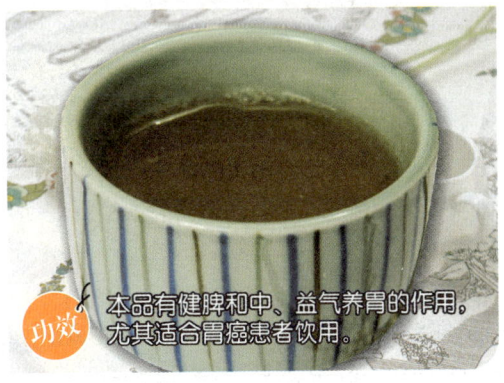

功效 本品有健脾和中、益气养胃的作用,尤其适合胃癌患者饮用。

生姜红枣茶

材料
- 红枣8枚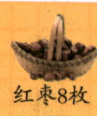
- 生姜10克
- 蜂蜜适量
- 红茶3克

做法

① 将红枣洗净去核，切碎；生姜切片，炒干，再加入蜂蜜炒至微黄。

② 将红枣、生姜和红茶用沸水冲泡5分钟后即可饮用。

功效

红枣具有补脾和胃、益气生津的功效；生姜具有解表散寒、止呕化痰的功效。此款茶饮具有和胃散寒、生津止呕的功效。

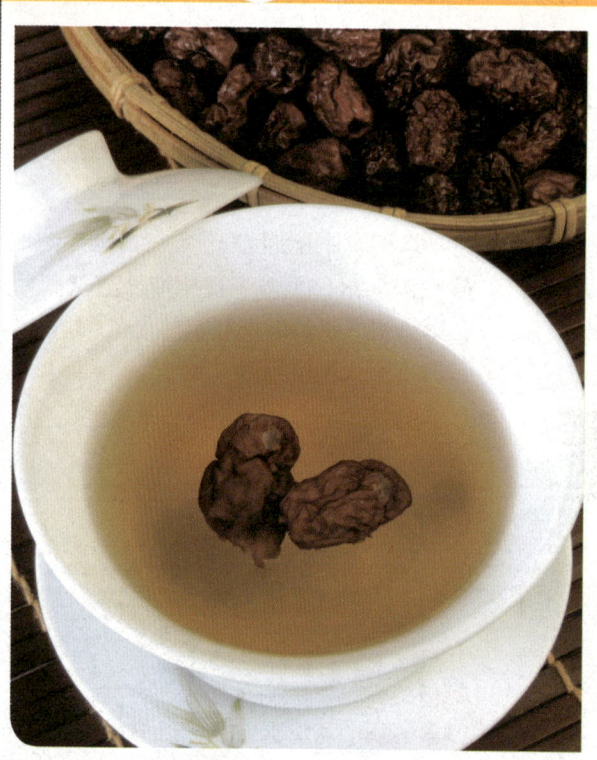

大黄通便茶

材料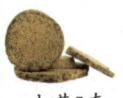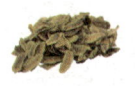
大黄5克　　番泻叶3克　　蜂蜜20克

做法
① 将大黄、番泻叶洗净。
② 大黄加适量水煎煮15分钟。
③ 加番泻叶、蜂蜜，加盖闷10分钟即可。

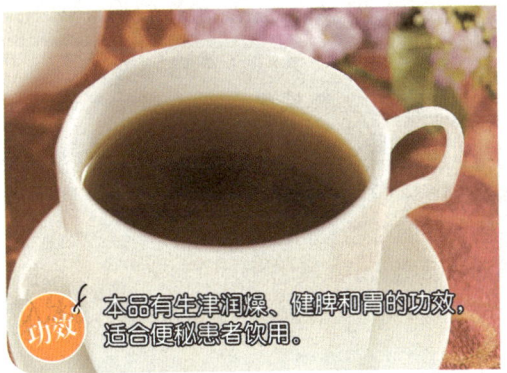

本品有生津润燥、健脾和胃的功效，适合便秘患者饮用。

火麻仁绿茶

材料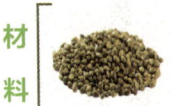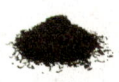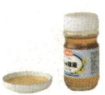
火麻仁20克　　绿茶5克　　蜂蜜20克

做法
① 将火麻仁洗净备用。
② 锅内入火麻仁、绿茶，加水熬煮片刻。
③ 待熬出药味后，加蜂蜜调匀即可。

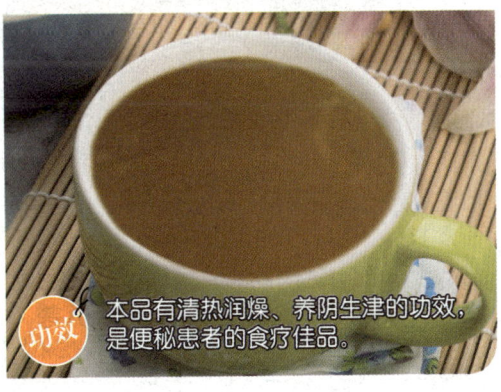

本品有清热润燥、养阴生津的功效，是便秘患者的食疗佳品。

金盏菊健胃茶

材料

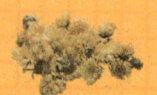

金盏菊10克

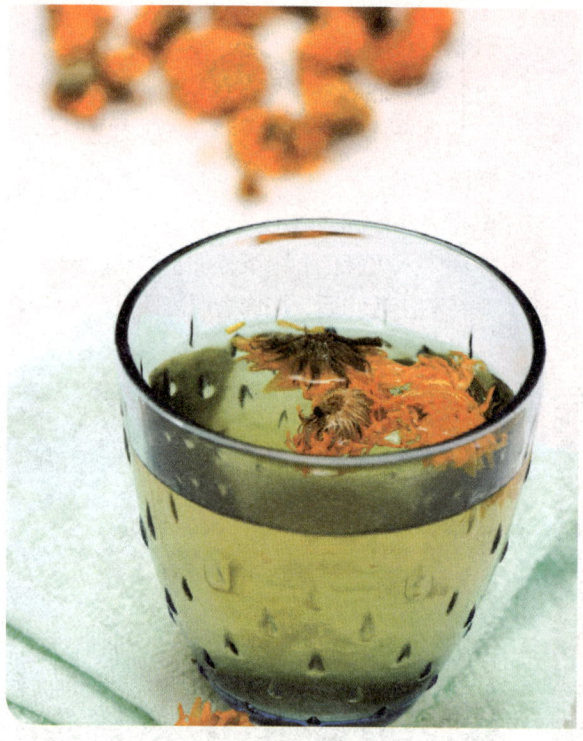

做法

① 将金盏菊洗净备用。
② 将洗净的金盏菊放入水中煎煮。
③ 煮沸后,关火即可服用。

功效

金盏菊有消炎、抗菌的作用,可行气活血,治胃寒痛、肠风便血。长期饮用此茶,可健胃养胃,有利于缓解疼痛。

枸杞菊花饮

材料

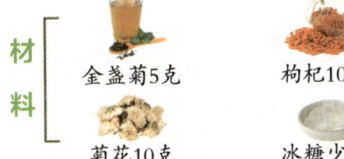

金盏菊5克　枸杞10克　菊花10克　冰糖少许

做法

① 将枸杞、菊花洗净，捞出沥干，备用。
② 砂锅注水煮沸，加菊花，小火续煮，加入枸杞煮出味。
③ 起锅后放绿茶包，加盖焖几分钟即可。

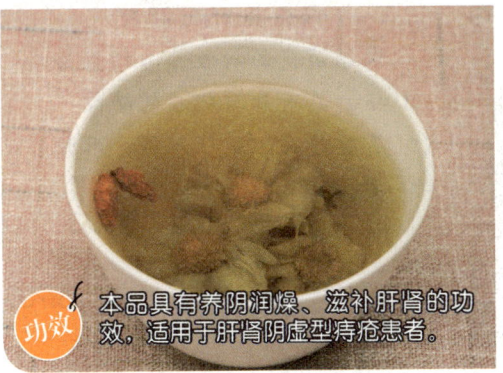

功效　本品具有养阴润燥、滋补肝肾的功效，适用于肝肾阴虚型痔疮患者。

菊花蜜茶

材料

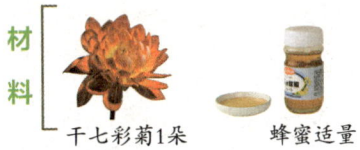

干七彩菊1朵　蜂蜜适量

做法

① 将干燥的七彩菊洗干净。
② 放入杯中，倒入开水冲泡，加盖闷约10分钟后加蜂蜜，调匀，即可饮用。

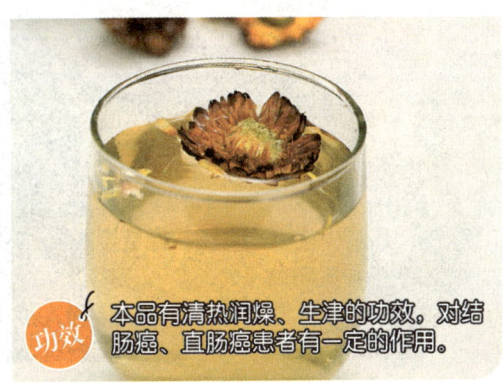

功效　本品有清热润燥、生津的功效，对结肠癌、直肠癌患者有一定的作用。

橘皮枣茶

材料
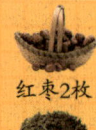 红枣2枚
 绿茶5克
 鲜橘皮5克
 白糖5克

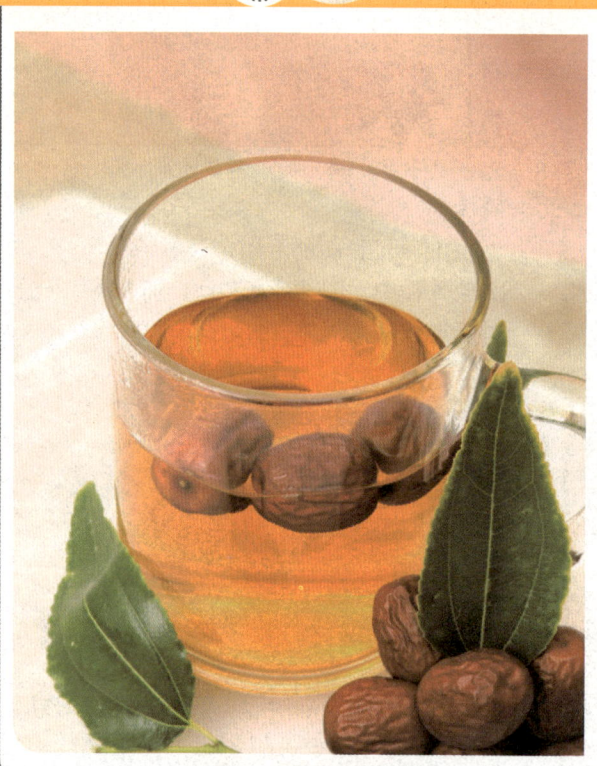

做法

① 将鲜橘皮洗净切成细丝，放入杯中；红枣洗净，入杯。
② 绿茶冲沸水，滤出茶汁，倒入放橘皮、红枣的杯子中，再倒入白糖调匀即可。

功效

橘皮具有疏肝理气、散结消瘀的功效，与绿茶为伍，具有和胃化痰的功效，胃脘疼痛、腹胀不适、水肿者可常饮用。

板蓝根排毒茶

材料

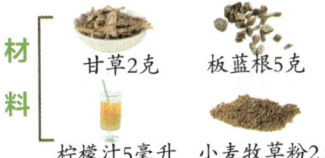

甘草2克　板蓝根5克　柠檬汁5毫升　小麦牧草粉2克

做法

① 将板蓝根、甘草洗净,沥干水,备用。
② 砂锅注水适量,放板蓝根和甘草煮入味,加入小麦牧草粉和水,煮成200克后去渣取汁,加柠檬汁拌匀即可饮用。

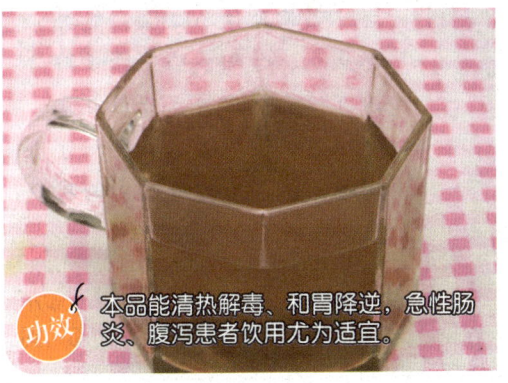

功效 本品能清热解毒、和胃降逆,急性肠炎、腹泻患者饮用尤为适宜。

银花蜂蜜饮

材料

金银花10克　蜂蜜适量

做法

① 将金银花洗净,放入瓷杯中,以沸水冲泡,加盖闷10分钟。
② 再调入蜂蜜拌匀即可饮用。

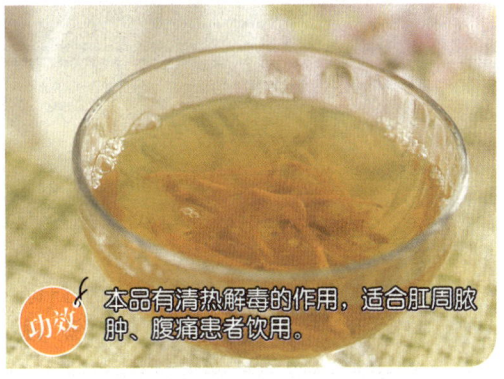

功效 本品有清热解毒的作用,适合肛周脓肿、腹痛患者饮用。

健胃红茶

材料
 乌梅2克
 红茶2克
 生甘草2克
 徐长卿3克
 当归3克
 黄芪4克

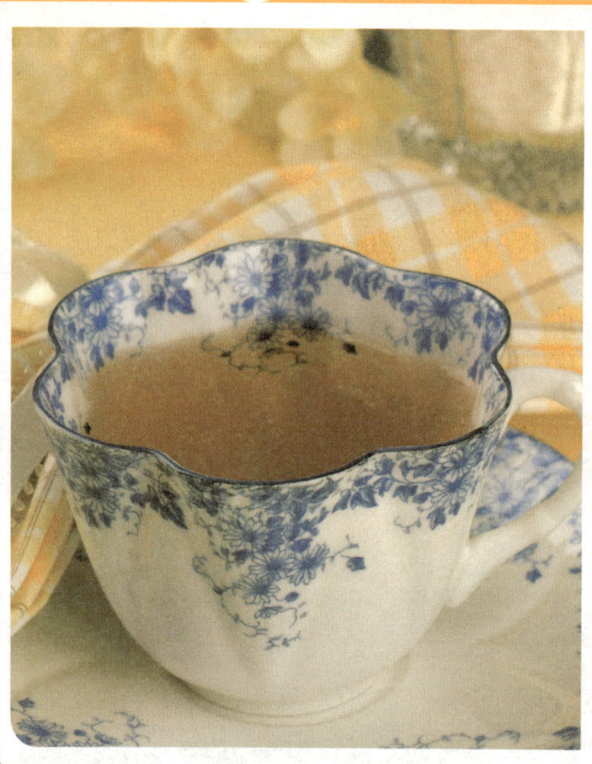

做法

① 将所有材料共制成粗末,再放入茶壶内。

② 用适量沸水冲泡,静置15分钟左右,即可将茶汤倒入茶杯饮用。

功效

生黄芪甘而微温,能补脾益气、升阳举陷;徐长卿具有镇痛、止咳、活血解毒的功效,常用于治胃痛、牙痛等。此茶有健胃消食的功效,可辅助治疗胃脘隐痛。

半枝莲蛇舌草茶

材料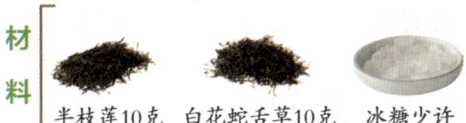
半枝莲10克　白花蛇舌草10克　冰糖少许

做法
① 将半枝莲、白花蛇舌草洗净。
② 砂锅洗净,加水和材料煮开,小火熬煮30分钟,加入适量冰糖煮溶即可。

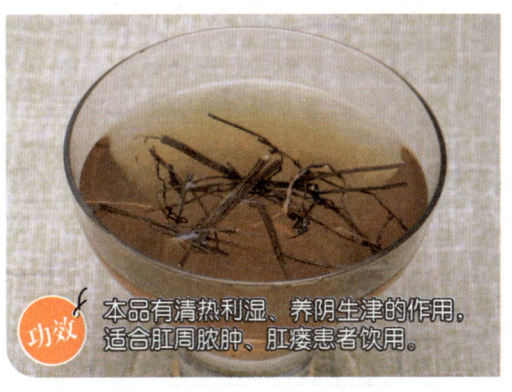

功效 本品有清热利湿、养阴生津的作用,适合肛周脓肿、肛瘘患者饮用。

蒲公英鱼腥草饮

材料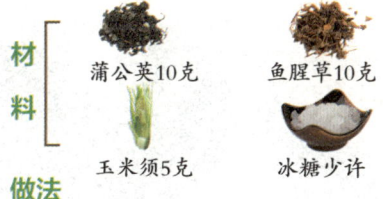
蒲公英10克　鱼腥草10克
玉米须5克　冰糖少许

做法
① 将玉米须、蒲公英、鱼腥草洗净。
② 加水1000毫升,煎后去渣。
③ 加冰糖调匀即可。

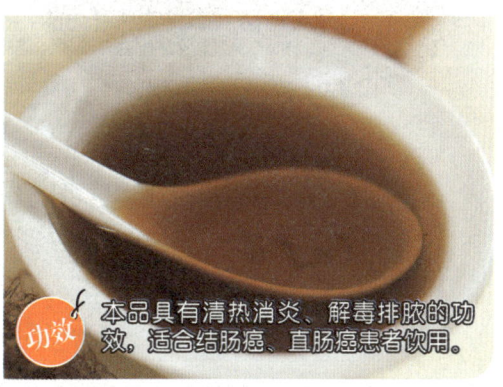

功效 本品具有清热消炎、解毒排脓的功效,适合结肠癌、直肠癌患者饮用。

黄檗黄连生地饮

材料

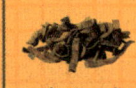
黄檗10克

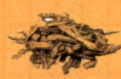
黄连10克

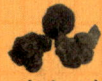
生地10克

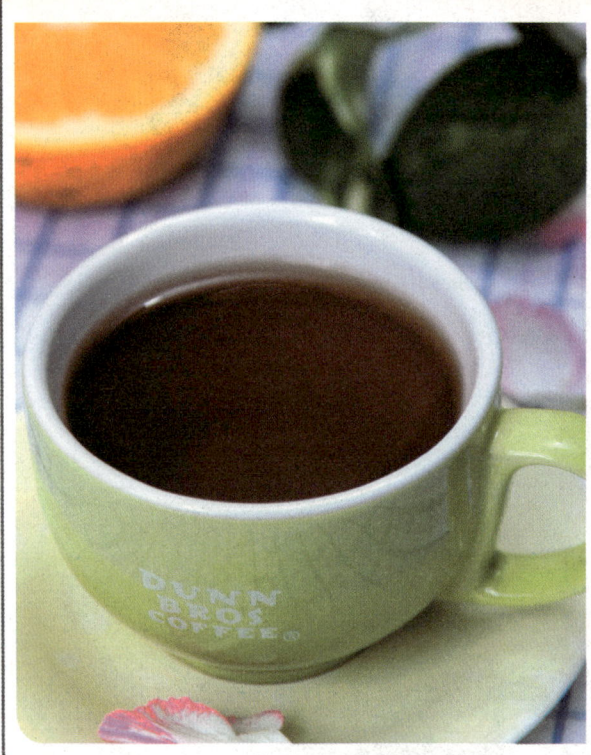

做法

① 将黄檗、黄连、生地全部洗净，研为粗末，备用。
② 锅洗净，置于火上，将上面所制得的药末放入锅中，注入适量的清水，以中火煎汁。
③ 取汁饮即可。

功效

黄檗具有清热燥湿、泻火解毒的功效；黄连有清热祛湿、泻火解毒的作用。本品有清热燥湿、泻火解毒的功效，适合急性肠炎腹泻患者饮用。

紫花地丁野菊花饮

材料

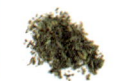 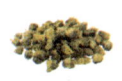 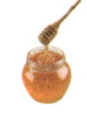

紫花地丁5克　野菊花3克　蜂蜜适量

做法

① 先将紫花地丁、野菊花洗净,一起放入壶中,注入适量的热开水。
② 最后加入适量蜂蜜调味。

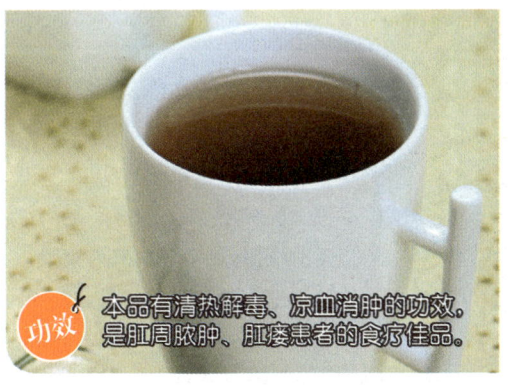

功效 本品有清热解毒、凉血消肿的功效,是肛周脓肿、肛瘘患者的食疗佳品。

双花饮

材料

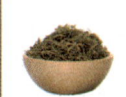 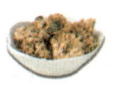 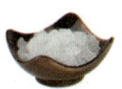

金银花30克　白菊花20克　冰糖适量

做法

① 将金银花、白菊花洗净。
② 将以上材料放入净锅内,加水600克,水开再煎煮3分钟即可关火。
③ 最后调入冰糖,搅拌溶化即可饮用。

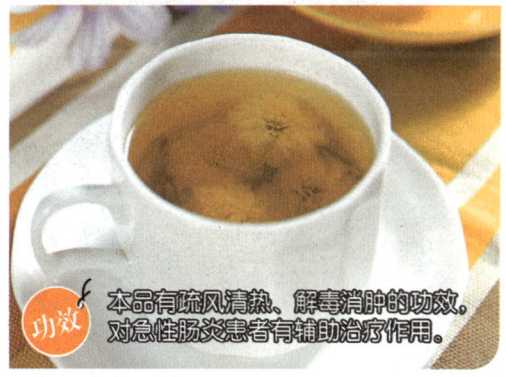

功效 本品有疏风清热、解毒消肿的功效,对急性肠炎患者有辅助治疗作用。

鱼腥草红枣茶

材料

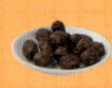
红枣3枚

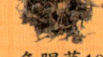
鱼腥草10克

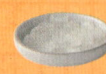
冰糖适量

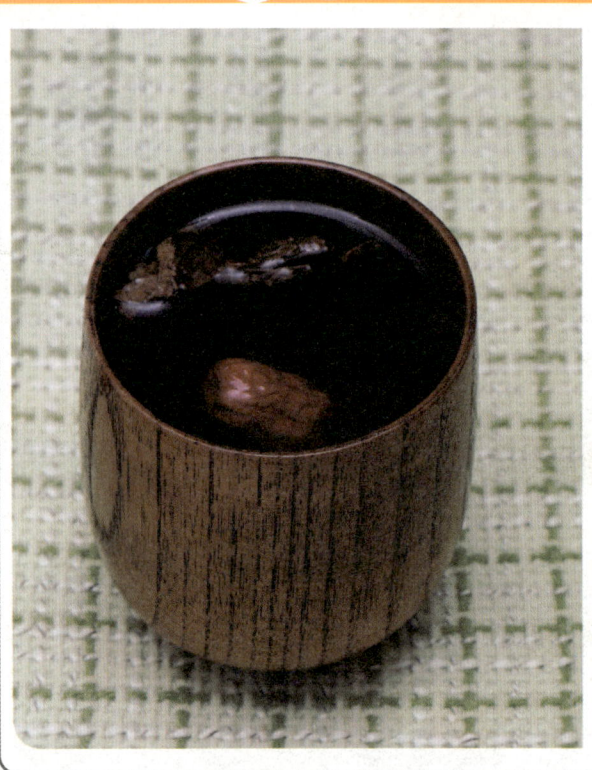

做法

① 将红枣洗净,沥干水,用小刀切开枣腹,备用;鱼腥草洗净、沥水。

② 砂锅洗净,倒入清水,加入鱼腥草,以大火烧开,再转入小火,待熬出药味后,即可加入切开的红枣,待红枣煮烂时加入适量冰糖,大约20分钟即可。

功效

鱼腥草具有清热解毒、利尿消肿的功效;红枣有健脾和中、益气养胃的作用。本品能清热解毒、利尿消肿,是肛周脓肿、肛瘘患者的食疗佳品。

麦芽乌梅饮

材料：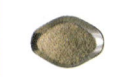炒麦芽15克　乌梅2果颗　山楂10克

做法

① 将乌梅洗净；山楂洗净，切片状备用。
② 锅注水烧开，放入山楂和乌梅，文火煮30分钟左右，加入麦芽，再煮15分钟即可。

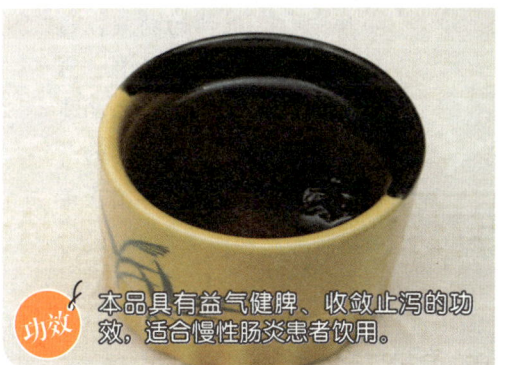

功效：本品具有益气健脾、收敛止泻的功效，适合慢性肠炎患者饮用。

败酱草茶

材料：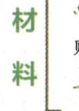败酱草5克　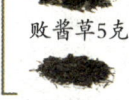白及5克　茜草5克　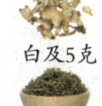金银花4克

做法

① 将败酱草、白及、茜草、金银花洗净。
② 砂锅内加水适量，放入败酱草、白及、茜草熬煮5分钟，再加入金银花熬煮5分钟。

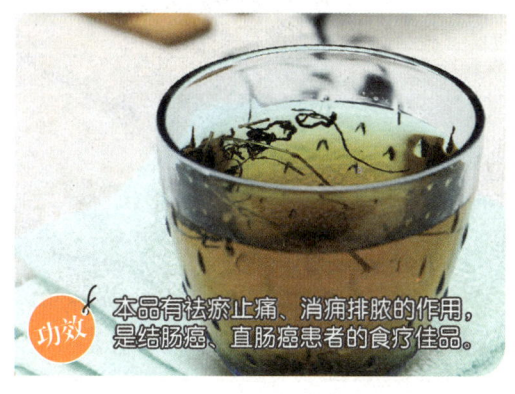

功效：本品有祛瘀止痛、消痈排脓的作用，是结肠癌、直肠癌患者的食疗佳品。

丹参赤芍饮

材料

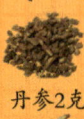 丹参2克

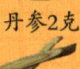 赤芍1克

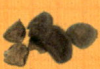 陈皮1克

 何首乌2克

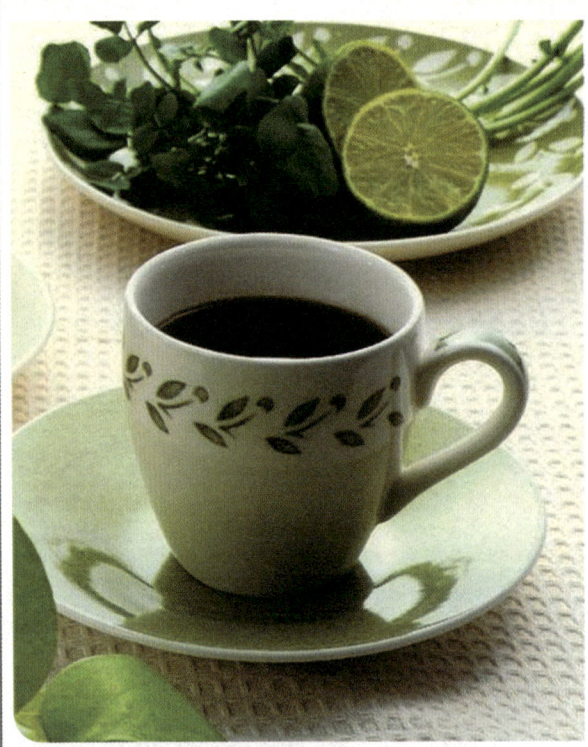

做法

① 将丹参、陈皮、赤芍、何首乌洗净,先用消毒纱布包起来。
② 再把做好的药包放入装有500毫升开水的茶杯内。
③ 加盖闷泡约5分钟后即可饮用。

功效

丹参具有活血祛瘀、安神宁心、止痛的功效,适合肛周脓肿、肛瘘患者,可缓解肛门肿痛等症。本品有排脓、止痛、活血祛瘀的作用,对肛周脓肿、肛瘘患者有较好的辅助治疗作用。

白头翁芩连饮

材料 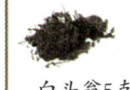 白头翁5克　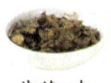 黄芩5克　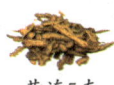 黄连5克

做法
①将白头翁、黄芩、黄连分别用清水洗净，一起放入杯中或壶中。
②往杯中或壶中冲入适量的沸水冲泡10分钟即可。

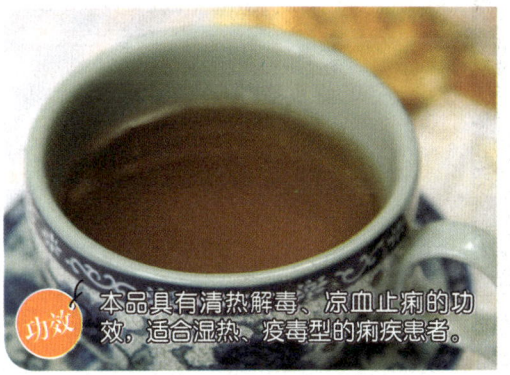

功效　本品具有清热解毒、凉血止痢的功效，适合湿热、疫毒型的痢疾患者。

苦参银花饮

材料 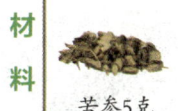 苦参5克　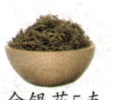 金银花5克

做法
①将苦参、金银花分别洗净备用。
②砂锅加水600毫升，煮开，放入苦参、金银花熬煮5分钟即可。

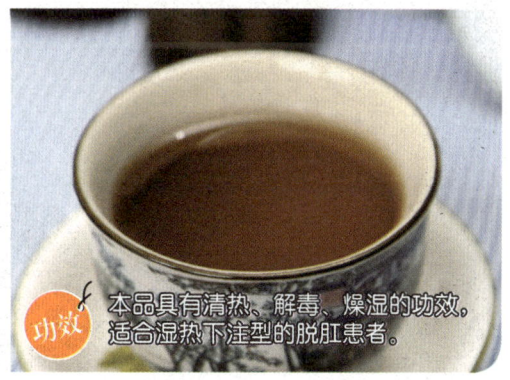

功效　本品具有清热、解毒、燥湿的功效，适合湿热下注型的脱肛患者。

香兰凉茶

材料

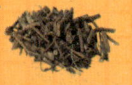 藿香9克　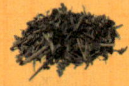 佩兰9克　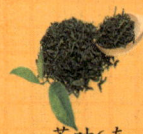 茶叶6克

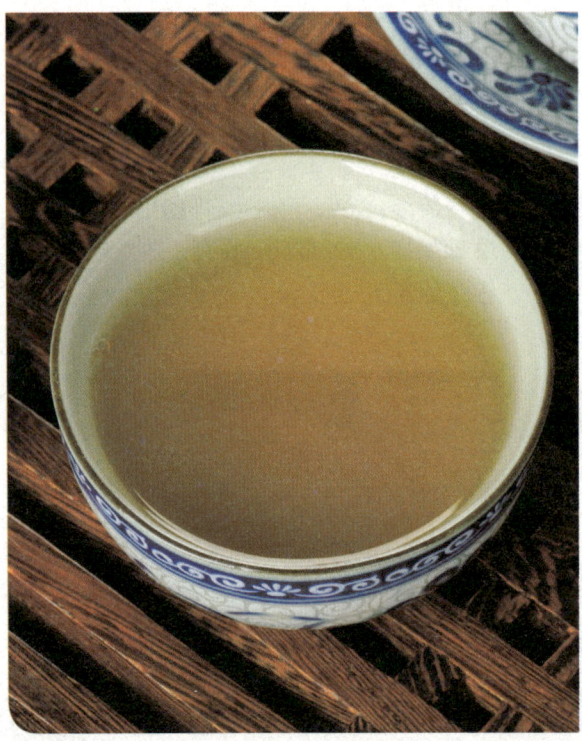

做法

① 将藿香、佩兰洗净，和茶叶一起放入茶壶中。
② 用500毫升左右开水冲泡，盖上壶盖浸泡5分钟，即可出汤饮用。

功效

藿香具有利气的功效；佩兰有化湿健胃、止呕的作用。本品有解热祛风、清暑化湿、开胃止呕的功效。

part 4 调理肠胃特效穴位

随着生活节奏加快,大家稍不注意就被肠胃病缠身,不仅会带来身体上的痛苦,还可能引起其他并发症。中医穴位治疗法,就是通过刺激穴位,激发机体自身调节功能,从而达到调理肠胃的效果。

本章就为大家介绍一些特效穴位,且定位简单,通过按摩、艾灸、刮痧、拔罐的方法就能有效缓解肠胃不适。了解了这些穴位的特效,就可试试一穴解病痛了!

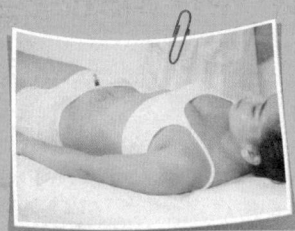
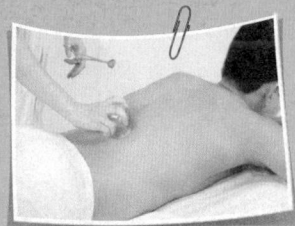
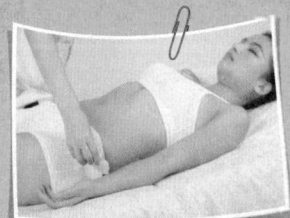

part 4 调理肠胃特效穴位

随着生活节奏加快，大家稍不注意就被肠胃病缠身，不仅会带来身体上的痛苦，还可能引起其他并发症。中医穴位治疗法，就是通过刺激穴位，激发机体自身调节功能，从而达到调理肠胃的效果。

本章就为大家介绍一些特效穴位，且定位简单，通过按摩、艾灸、刮痧、拔罐的方法就能有效缓解肠胃不适。了解了这些穴位的特效，就可试试一穴解病痛了！

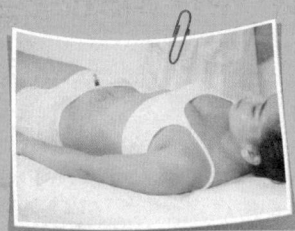
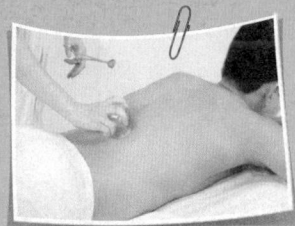
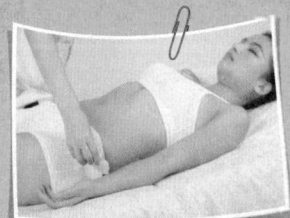

中脘穴按摩法

注解
"中",指中间、中部;"脘",这里指的胃部、胃腑。古人认为,本穴位于胃部的中间,所以称为"中脘"。

操作
取仰卧位,用酒精棉球将施术部位消毒,涂上凡士林等润滑剂,用食指、中指,两指紧并,将指尖附于中脘穴上,推揉3~5分钟。

功效
可健脾化湿、促进消化,治腹胀、呕吐、疳积、便秘等病症。

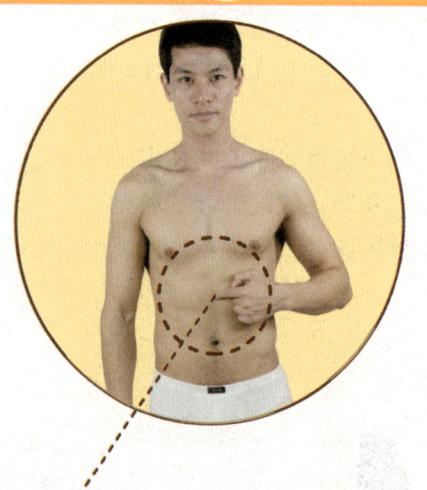

取穴
中脘穴位于人体上腹部,前正中线上,当脐中上4寸。

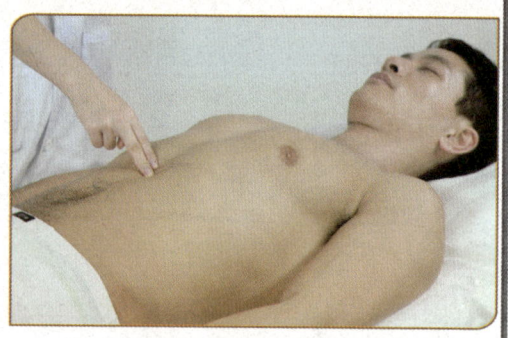

下脘穴按摩法

注解
"下"指的是下方、下部的意思;"脘"是指空的管腔。任脉上部的经水在本穴开始向下而行,故名"下脘"。

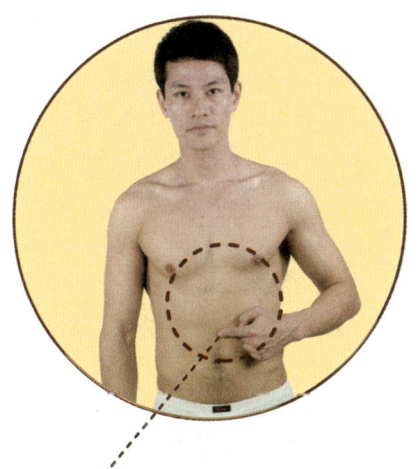

操作
取仰卧位,用酒精棉球将施术部位消毒,涂上凡士林等润滑剂,用食指中指紧并,指尖放于下脘穴上,顺时针揉按100次,再逆时针揉按100次。

功效
可健脾和胃、降逆止呕,治胃痛、呕吐、呃逆、腹胀、饮食不化、胃溃疡等病症。

取穴
下脘穴位于上腹部,在前正中线上,当脐中上2寸。

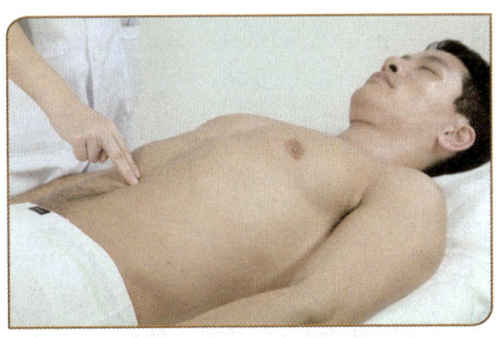

梁门穴按摩法

注解
梁，屋顶横木的意思；门，乃出入的门户。"梁门"的意思是指胃经的气血物质被本穴约束，故称之为"梁门"。

操作
取仰卧位，用酒精棉球将施术部位消毒，涂上凡士林等润滑剂，双手放在腹部，用手掌鱼际的力度从上往下推按50次，先左后右，以局部酸胀为宜。

功效
可调中气、和肠胃、化积滞，治腹中积气结痛、不思饮食、脘痛、脱肛、大便滑泄等症状。

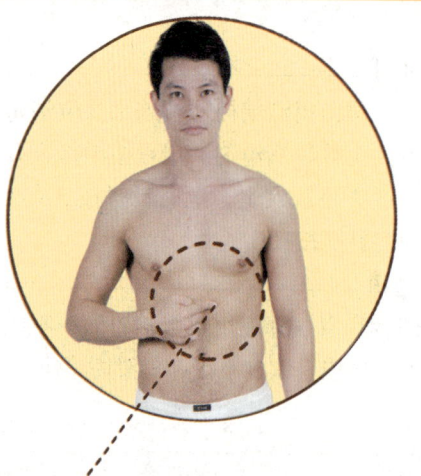

取穴
梁门穴位于腹部，脐中上4寸，任脉旁开2寸。

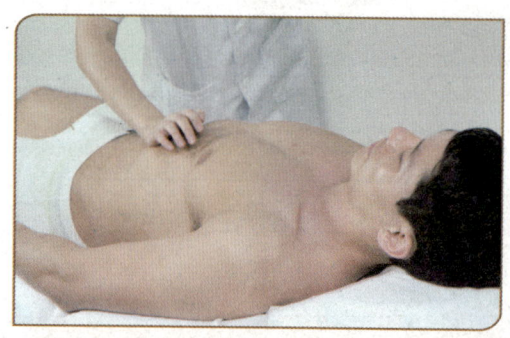

不容穴按摩法

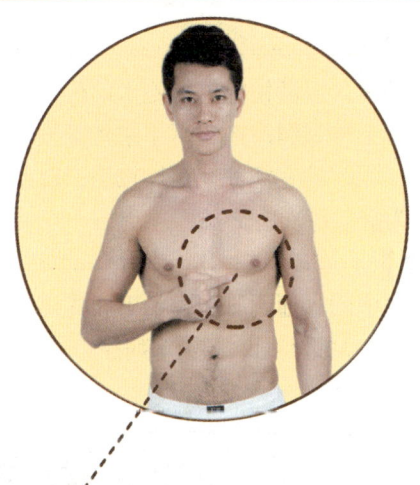

注解
不容，指胃经的气血不为容纳。本穴所受气血乃胃经上部区域脾土中的外渗水液，其运行只是循经下传，故名为"不容"。

操作
取坐式或仰卧，用酒精棉球将施术部位消毒，涂上凡士林等润滑剂，用手掌的大鱼际揉按此穴50次，可双手同时操作，以局部酸胀为宜。

功效
可和胃、止呕、止痛，治腹满脘痛、呕吐、吐血、喘咳、胸背痛、胁下痛、口干、腹虚鸣等症状。

取穴
不容穴位于腹部，脐中上6寸，任脉旁开2寸。

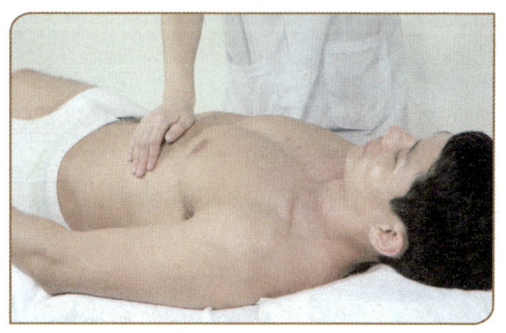

气海穴按摩法

注解
"气"指的是元气;"海"指汇聚的意思。本穴是元气的汇聚之地,故称之为"气海"。

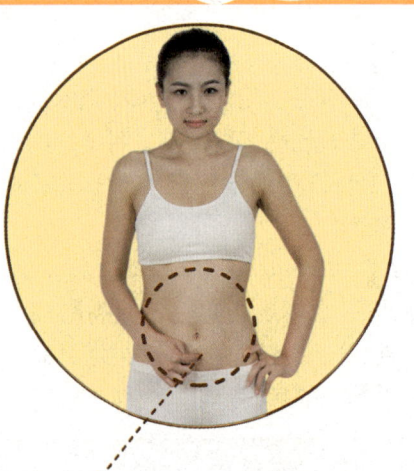

操作
取仰卧位,用酒精棉球将施术部位消毒,涂上凡士林等润滑剂,用手掌鱼际按揉气海穴,顺时针有规律地按揉按压,以局部酸胀为宜,每次3~5分钟。

功效
可益气中阳、通调脏腑,治下腹疼痛、四肢无力、大便不通、肠炎等病症。

取穴
气海穴位于下腹部,前正中线上,当脐中下1.5寸。

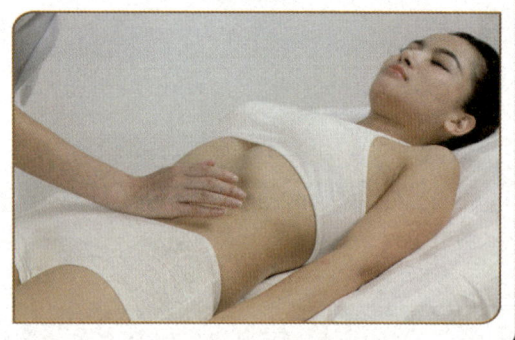

足三里穴按摩法

注解
足,足部;三里,指穴内物质作用的范围的意思。胃经气血物质在此形成较大的范围,故名"足三里"。

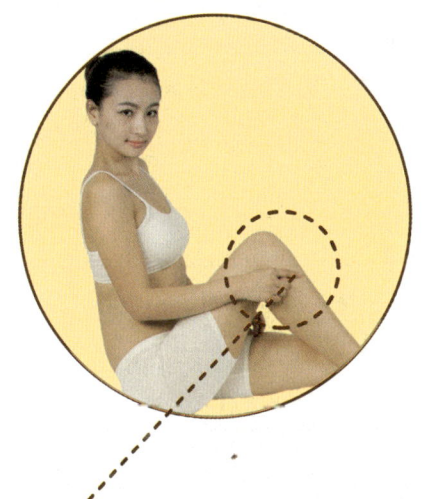

操作
取酒精棉球将施术部位消毒,涂上凡士林等润滑剂,取仰卧位,用拇指的指腹推按此穴,按压以局部酸胀为宜,先左后右,每次1~3分钟。

功效
可调理脾胃、补中益气、防病保健,治呕吐、腹胀、肠鸣、消化不良等症状。

取穴
足三里穴位于外膝眼往下4横指,在腓骨与胫骨之间,由胫骨旁量1横指。

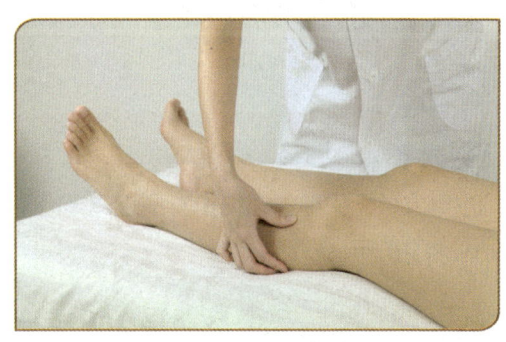

中魁穴艾灸法

注解
"中",指正中心;"魁",首或第一的意思。首为阳,尾为阴,故名为"中魁"。"中魁"名意是指向大肠传送阳热之气。

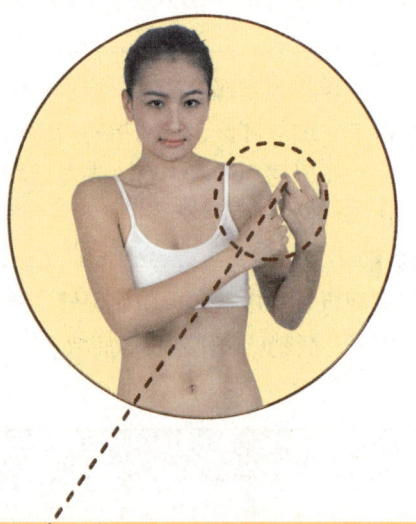

操作
艾条点燃,选用温和灸灸治中魁穴,每次灸10~15分钟,至局部皮肤红热温润为度,一天一次。

功效
可疏通经络、降逆和胃,治呕吐、反胃、噎嗝、呃逆等病症。

取穴
中魁穴位于手部,在中指背侧近侧指间关节的中点处。

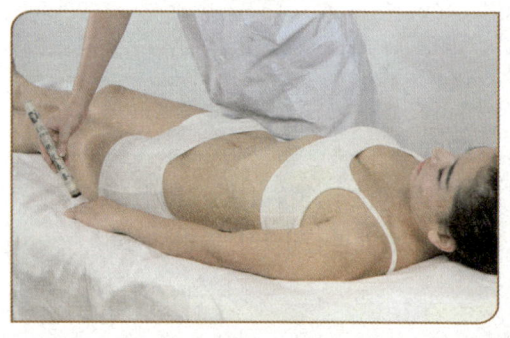

梁丘穴艾灸法

注解

梁,屋之横梁的意思;丘,土堆的意思。"梁丘"的意思是指本穴的功用为约束胃经经水向下排泄,故名"梁丘"。

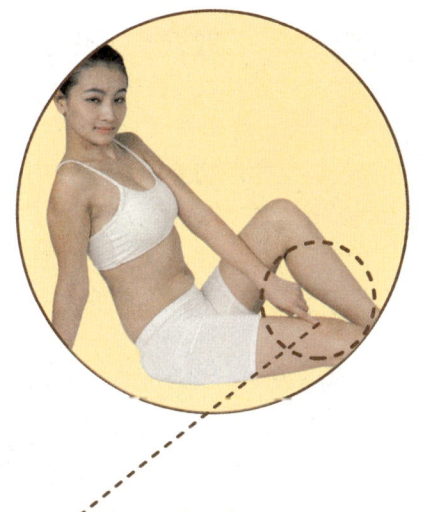

操作

艾条点燃,用艾条温和灸灸治梁丘穴位,每次5~10分钟,至皮肤红热温润为度,一天一次。

功效

可调理脾胃,治胃酸过多、胃痉挛、腹胀、腹痛、腹泻等症状。

取穴

梁丘穴位于膝上2寸间,于髌骨外上缘上方凹陷处。

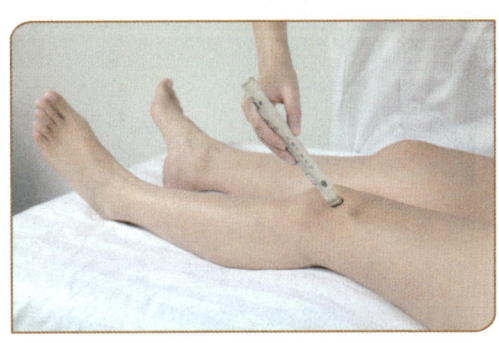

天枢穴拔罐法

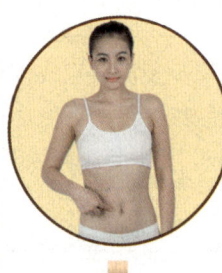

取穴： 天枢穴位于腹中部，平脐中旁开2寸。

功效： 可调理胃肠、通利大便，治腹痛、腹胀、便秘、消化不良等症。

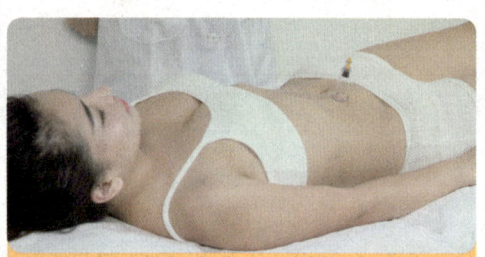

操作： 取气罐拔置于天枢穴10~15分钟后，将一手扶住玻璃罐，另一手按压罐缘皮肤，使空气进入罐内后再取下。

大横穴拔罐法

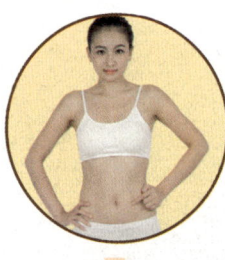

取穴： 大横穴位于人体腹中部，距脐中4寸。

功效： 可温中散寒、调理肠胃，治肠炎、习惯性便秘、久痢等症。

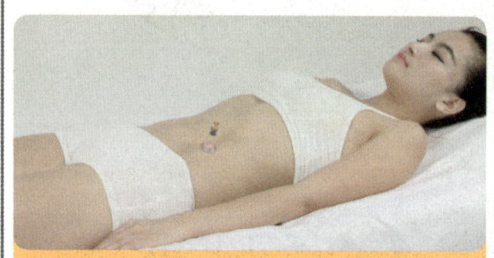

操作： 取气罐拔置于大横穴10~15分钟后，将一手扶住玻璃罐，另一手按压罐缘皮肤，使空气进入罐内后再取下。

中脘穴拔罐法

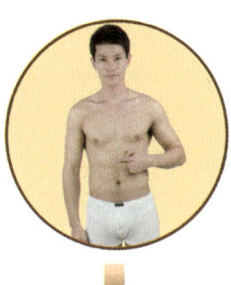

取穴： 中脘穴位于上腹部，前正中线上，当脐中上4寸。

功效： 可健脾化湿、促进消化，治腹胀、呕吐、疳积、便秘等病症。

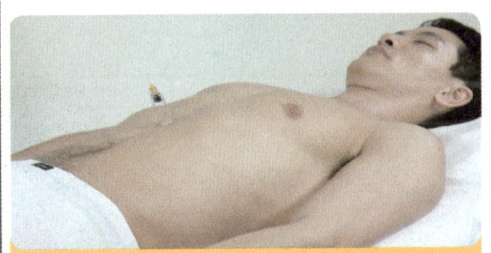

操作： 取气罐拔置于中脘穴，10分钟后取罐，将一手扶住玻璃罐，另一手按压罐缘皮肤，使空气进入罐内后再取下。

脾俞穴拔罐法

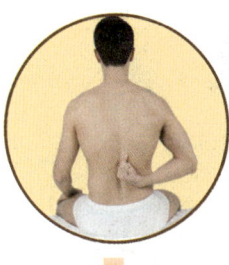

取穴： 位于背部第11胸椎棘突下，脊中旁开1.5寸。

功效： 可健脾和胃、利水除湿，治食欲不振、腹泻、消化不良等症。

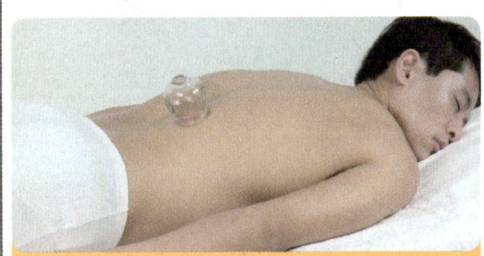

操作： 施术部位消毒，左手持罐，右手用止血钳夹住酒精棉球点燃，伸入罐内旋转后抽出，罐扣于穴位10～15分钟后取下。

胃俞穴拔罐法

注解
胃，胃腑也；俞，输也。"胃俞"的意思是指胃腑的湿热水气由此外输膀胱经，故名"胃俞穴"。

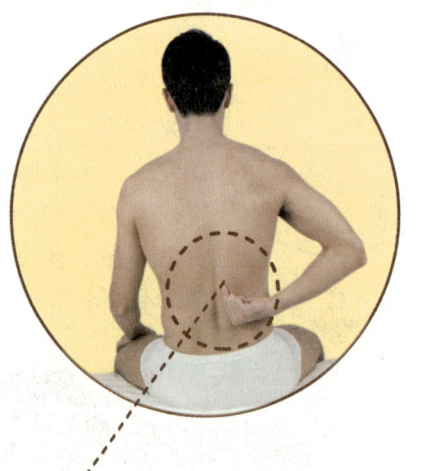

操作
施术部位消毒，左手持罐，右手用止血钳夹住酒精棉球点燃，伸入罐内旋转后抽出，罐扣于穴位10~15分钟后取下。

功效
可和胃降逆、健脾助运，治胃脘痛、消化不良、胃炎、胃下垂等症状。

取穴
胃俞穴位于背部，第12胸椎棘突下，旁开1.5寸。

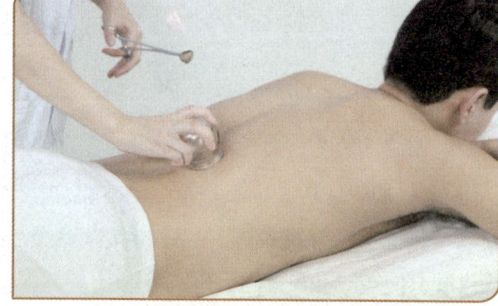

大肠俞穴拔罐法

注解

大肠，大肠腑的意思；俞，输送的意思。"大肠俞"的意思是指大肠腑中的水湿之气由此外输膀胱经，故名"大肠俞"。

操作

施术部位消毒，左手持罐，右手用止血钳夹住酒精棉球点燃，伸入罐内旋转后抽出，罐扣于穴位10~15分钟后取下。

功效

可理气降逆、调和肠胃，治腹胀、泄泻、便秘、腰痛等症状。

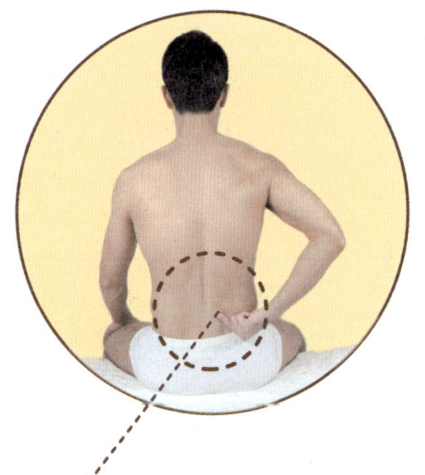

取穴

大肠俞穴位于腰部，第4腰棘突下，旁开1.5寸。

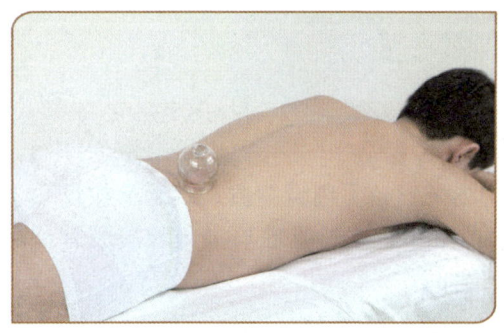

内关穴刮痧法

注解

内，内部；关，关卡。此穴的意思是指心包经的体表经水由此穴位注入体内，故名"内关"。

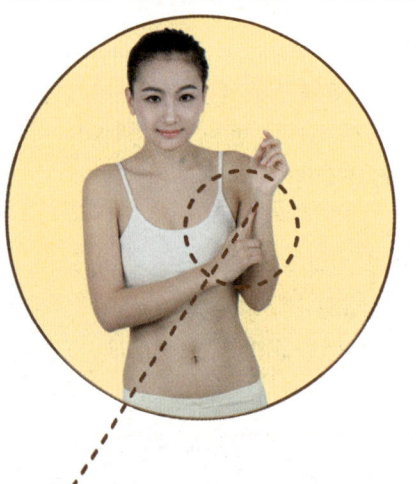

操作

施术部位消毒后，涂上润滑剂，试刮时由上而下，用刮痧板的边缘刮拭穴位，力度适中，以出痧为度。

功效

可宁心安神、和胃理气，治心痛、心悸、胸痛、胃痛、呕吐、呃逆、肘臂挛痛等症。

取穴

内关穴位于前臂掌侧，腕远端横纹上2寸，掌长肌腱与桡侧腕屈肌腱之间。

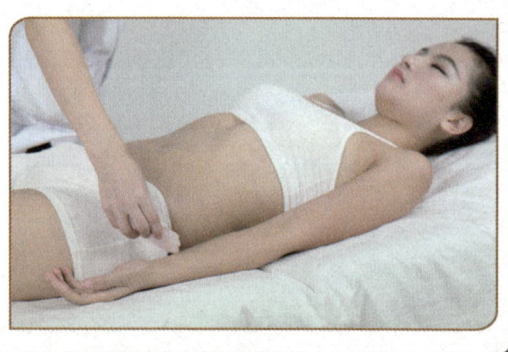

腹哀穴刮痧法

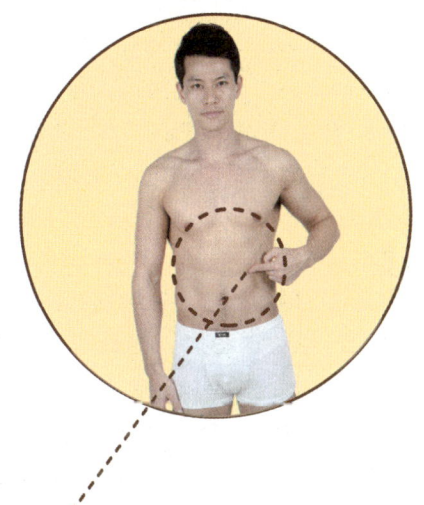

注解
腹，脾土；哀，悲哀。"腹哀"是指由大横穴传来的水部湿云气化雨降于地部，脾土受湿而无生气之力，因而哀其子金气不生也。

操作
施术部位消毒后，涂上润滑剂，用面刮法刮拭穴位，即手持刮板，刮拭时用刮板的1/3边缘接触皮肤，刮板向刮拭的方向倾斜45度，利用腕力向下刮拭，可不出痧。

功效
可消食导滞、健脾和胃、理气调肠，治消化不良、腹痛、便秘、痢疾、胃溃疡、胃出血等病症。

取穴
腹哀穴位于上腹部，当脐中上3寸，距前正中线4寸。

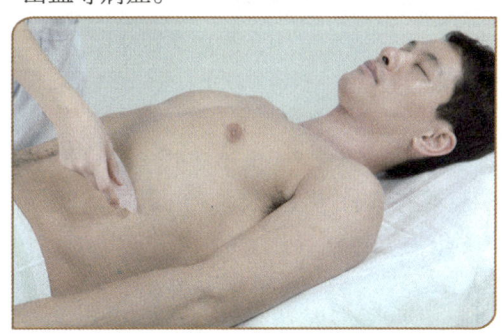

腹通谷穴刮痧法

注解
腹，腹部；通，通道；谷，两山间的凹陷。此穴的意思是指肾经冲脉气血在此冷降后注入地之底部，所以名"腹通谷"。

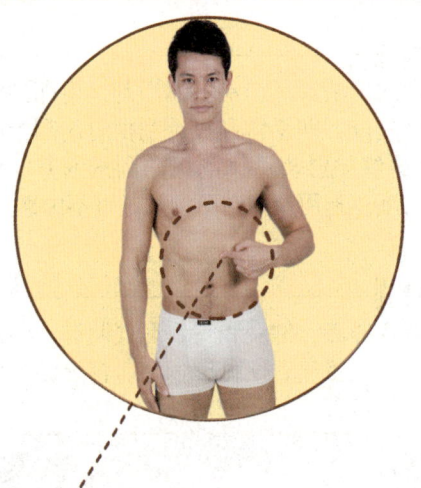

操作
施术部位消毒后，涂上润滑剂，用角刮法刮拭腹通谷穴，用刮板的棱角倾斜45°在穴位上进行自上而下地刮拭，力道略轻，每次3分钟。

功效
可清降浊气、健脾除湿、宽胸安神，治腹痛、腹胀、呕吐、心痛、胸痛、急性胃炎、慢性胃炎、消化不良等病症。

取穴
腹通谷穴位于上腹部，当脐中上5寸，前正中线旁开0.5寸。

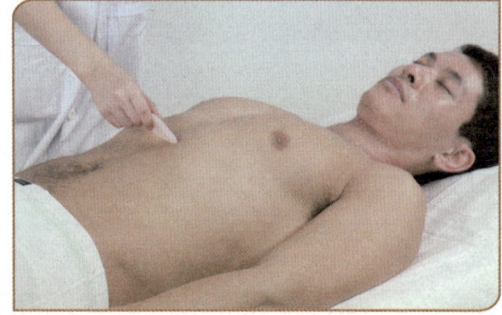